VEGAN POWER GUIDE

Elias Iyitanir

elias@veganatlas.de
youtube.com/veganatlas
facebook.com/VeganAtlas

VEGAN POWER GUIDE

Elias Iyitanir

Inhaltsverzeichnis:

1. Einleitung

Liebe Leserin, lieber Leser

Dieses Buch richtet sich in erster Linie an Menschen die sich gesund, vegan und sportgerecht ernähren wollen, dabei spielt die Altersgruppe, das Geschlecht oder die sportliche Erfahrung keine Rolle.
Die Erläuterungen und Erklärungen sollen jedem Laien helfen effektiv Sport zu treiben und sich gesund zu ernähren. Die Kapitel werden knapp und übersichtlich gehalten, so kann dieses Buch als kleines Nachschlagewerk dienen, egal ob zu Hause oder unterwegs.

1.1. Warum sollte man Sport treiben?

Sportliche Betätigung kommt in der heutigen Gesellschaft deutlich zu kurz.
Der Körper wurde im Laufe der Jahrhunderte für das Überleben in der Wildnis angepasst. Heute muss der Mensch sich nur noch Gedanken darüber machen, was er sich gleich beim Bäcker um die Ecke kaufen soll und nicht wie er die Familie vor dem großen Säbelzahntiger beschützen kann.
Das Resultat? Ganz einfach, der Körper baut Fett auf und Muskeln ab. Wer braucht denn schon Muskeln, um gemütlich mit dem Auto durch die Gegend zu fahren, oder - statt Holz zu hacken - in den Baumarkt zu gehen?
Die Folgen sind vielschichtig. Der Fettaufbau, entstanden durch eine schlechte Ernährung und fehlende körperliche Betätigung, begünstigt das Risiko für einen Herzinfarkt und vielerlei anderer Herzkreislaufprobleme, sowie Stoffwechselerkrankungen, wie zum Beispiel Diabetes. Es kommt zu einer starken Verfettung der inneren Organe, die fehlende Muskulatur sorgt für eine erhöhte Belastung der Gelenke und Knochen. Eine Entlastung der Gelenke kann ohne entsprechende Muskeln nicht gewährleistet werden und ein zu schwacher unterer Rücken und Beinbeuger führen zu einem Hohlkreuz und anderen Beschwerden im Alter, wie Rückenschmerzen.

Durch ein gezieltes Krafttraining werden Knochen und Gelenke gestärkt, was zur Vorbeugung und Verhinderung von Osteoporose und anderen Knochenkrankheit dienen kann.
Es ist auffällig, dass viele dieser Krankheiten besonders in der modernen Gesellschaft auftreten. Fettaufbau und Muskelatrophie sind ein Zeichen für einen ungesunden und gemütlichen Lifestyle.
Wie kann man dagegen ankämpfen?
Die Lösung ist simpler als oft behauptet. Um gesund zu sein bedarf es weder teuren Pillen der Pharmaindustrie, noch einer Sammlung von DVDs und Kurse für utopische Preise. Alles was wir für ein gesundes Leben und dem Einklang mit unserem Körper brauchen, ist ihn mit Sport zu fordern, mit gesundem Essen zu stärken und durch Erholung zur Regeneration zu verhelfen.

Eine Übersicht dazu werden Sie in diesem Guide finden. Anhand der Lektüre wird Ihnen ein kleines Basiswissen vermittelt, damit Sie verstehen, was man weshalb essen sollte, und was die Nährstoffe überhaupt in Ihrem Körper machen. Ich werde auf „Seitenfüller" komplett verzichten.
Ich werde versuchen ihnen einen sachlichen, effizienten, knackigen und vor allem leicht verständlichen Einstieg in das Krafttraining und die Ernährung zu bieten.

1.2. Warum ich Veganer bin

Unter anderem bin ich aus ökologischen und ökonomischen Gründen Veganer. Ich kann und möchte nicht verantworten, dass andere Menschen hungern müssen, weil wir, die westlichen Industriestaaten, ihr Vieh stark gemästet haben wollen, mit Lebensmitteln, die für die dritte Welt zur Verfügung stehen könnten. Ebenso möchte ich nicht Teil eines Systems sein, welches einen enormen Wasserverbrauch zu verzeichnen hat, nur um etwas Bestimmtes auf dem Teller zu haben, sei es aus Dekadenz, Ignoranz oder Faulheit.
Der Punkt, welcher mich aber am allermeisten stört, ist die fehlende Freiheit und die Versklavung der Tiere. Ein Tier ist heutzutage kein Lebewesen mehr, sondern ein Produkt.

Mir persönlich geht es nicht darum, dass ich als Mensch ein Tier nicht töten könnte, wenn ich es selber erledigen müsste oder dass Gewalt um jeden Preis verhindert werden kann.
Gewalt gehört zum Leben, ob geistige oder körperliche. Sie wird immer einen Weg in unser Leben finden, so wie das Geboren werden und das Sterben.
Wäre ich ein Ureinwohner in alten Zeiten, würde ich auch Tiere jagen und essen, genau wie die Natur ihren Preis von den Menschen zurückholen würde. Im Urzustand befindet sich der Mensch mit der Natur und den Tieren in einem Nehmen und Geben, es ist ein ökologischer Kreislauf.
Die Situation heutzutage hat wenig mit diesem Naturzustand zu tun. Die Tiere werden der Freiheit beraubt und sind nur ein Produkt unter Milliarden. Weshalb sollte man als Mensch, welcher die Möglichkeit hat ein erfülltes Leben zu führen, ohne einem anderen Lebewesen dabei das Leben zu nehmen, dies trotzdem tun? Nur aus Gier und Dekadenz? Ich lehne nicht das Töten und getötet werden an sich ab, aber in einer Gesellschaft, die mit dem Naturzustand nichts mehr zu tun hat und wo dies nicht notwendig ist, ist dies überflüssig und grausam.

Ich werde oft gefragt, ob ich ein Tier in der freien Wildbahn töten würde, um zu überleben. Ja, ich würde es tun. Als Indianer und Ureinwohner würde ich aber auch Kriege gegen andere Stämme und Menschen führen, um zu überleben. In der heutigen Welt, in der der Mensch in der modernen Gesellschaft in Luxus lebt, ist weder Mord am Tier noch am Mensch notwendig, um zu überleben. Ich werde weder das eine, noch das andere tun, wenn es schlichtweg nicht nötig ist.
Die Gesellschaft ist dazu da, ein friedliches Leben mit anderen Lebewesen zu ermöglichen und nicht um sie noch grausamer, als im Urzustand auszubeuten.

2. Sport

In diesem Kapitel werde ich besonders auf Kraft- und Ausdauersport eingehen, da diese körperlichen Betätigungen essenziell für einen gesunden Lebensstil sind. Andere Sportarten sind mehr oder weniger eine Abwandlung dieser Basis, entweder spielerisch oder Wettkampf orientiert gestaltet. Natürlich gibt es noch andere Sportarten, welche eher mit Technik, Anwendung und Geschick zu tun haben. Hier werde ich diese Sportarten jedoch nicht behandeln, da es primär um die Gewährleistung eines sportlichen Lebensstils geht.

Termini/Legende:
Kh = Kurzhantel
Lh = Langhantel
KH = Kreuzheben
KB = Kniebeugen
BD = Bankdrücken
KZ = Klimmzüge

2.1. Frauen

Vorab, bevor es eine Einleitung in den Kraftsport gibt, eine kleine Anmerkung für die weiblichen Leser. Viele Frauen scheuen sich, mit Hanteln gezielt und effektiv zu Trainieren, da sie befürchten, zu viele Muskeln aufzubauen und zu breit und muskulös zu werden.
Hierzu sollte man dringend anmerken, dass auch Frauen sich vor effektivem Training nicht fürchten sollten! Einer Frau ist es schlichtweg physiologisch nicht möglich auch nur annährend die Muskelmasse eines Mannes zu erreichen. Dies hat vielerlei Gründe und ist nicht zuletzt auch durch die, im Gegensatz zum Mann, geringe Testosteronproduktion zu begründen. Das oft verwendete Horrorbild einer Bodybuilder Frau ist nicht nur oft durch Photoshop entstanden, sondern setzt auch einen massiven Medikamentenmissbrauch voraus.
Also Frauen, fürchtet Euch nicht davor sportlich zu werden! Ein gutes Schulter- und Rückentraining führt zu einer verbesserten Körperhaltung, ein Brusttraining begünstigt ein strafferes Bindegewebe in der Brust und ein Beintraining festigt Eure

Oberschenkel. Ebenso fördert eine ausgeprägte Muskulatur einen besseren Fettstoffwechsel und erhöhten Energieumsatz, was der Sportlerin ermöglicht mehr zu essen, ohne Fett anzusetzen, sowie die Verbrennung von Fett erleichtert.

2.2. Kraftsport

Beginnen wir mit dem Kraftsport, eindeutig eines meiner persönlichen Vorlieben.
Kraftsport hat vielerlei gesundheitliche Vorteile, diese können mannigfaltig sein. Eine stärkere Muskulatur führt zu einer Entlastung der Gelenke, eine ausgeprägte Rumpf- und Beinbeugermuskulatur beugt ein Hohlkreuz und Rückenschmerzen vor. Ebenso trainiert Kraftsport die Herzmuskulatur und das zentrale Nervensystem, welche besonders bei Mehrgelenks-übungen beansprucht werden. Dies führt zu einer verbesserten Ausdauer, einen geringeren Blutdruck, sowie Puls, und somit auch zu einem geringerem Risiko für einen Herzinfarkt.

Die wichtigste Regel im Kraftsport ist wohl auch die von Neuanfängern am meisten missverstandene: **Der Muskel wächst nicht beim Sport, sondern bei der Erholung.**
Der Eindruck, dass der Muskel beim Kraftsport selber wächst resultiert schlicht und einfach daraus, dass der Muskel bei körperlicher Anstrengung mit Blut durchflutet wird (im Kraftsportjargon als „Pump" bezeichnet) und den Eindruck erweckt fleischiger und größer zu sein, obwohl er einfach nur durchblutet ist.

Bei entsprechender körperlicher Anstrengung reißen geringe Teile der Muskelfasern, der Körper wird beansprucht. Aufgrund der hohen körperlichen Anstrengung, die zum reißen von Muskelfasern und zur Verausgabung der Muskeln geführt hat, baut der Körper nun die zerstörten Strukturen mithilfe von Eiweißen, also Proteinen, stärker nach. So entsteht auch der so genannte Muskelkater.
Die trainingsbedingte Muskelvergrößerung ist ein Schutzmechanismus. Der Körper weiß nicht, ob er sich im Urzeitlichen Kampf, beim Wohnungsumzug oder im Fitnessstudio befindet. Wird der Körper stark gefordert, so wird er sich in dieser Hinsicht

verbessern, so dass es irgendwann keine große Herausforderung mehr ist, die vorige Last zu bewältigen.
Wir wollen unseren Körper also beanspruchen und dabei trotzdem Ruhepausen zur Regeneration und Erholung der Muskulatur und des zentralen Nervensystems gewährleisten. Es gibt drei einfache Faktoren die entscheidend für ein gezieltes Training sind. Intensität, Frequenz und Volumen.

Hier eine kurze Erläuterung der Begriffe:
1. Intensität steht schlichtweg für die Intensität des Trainings und der körperlichen Überanstrengung.
2. Frequenz steht für die Trainingsfrequenz, also zum Beispiel die Menge der Trainingseinheiten pro Woche für einen Muskel.
3. Volumen steht für das Trainingsvolumen an sich, die Anzahl der Übungen und Sätze in einer Trainingseinheit.

Eine Übung ist eine bestimmte auszuführende Übung (z.B. Kniebeugen). Die Sätze implizieren die Anzahl der ausgeführten Male in welcher die Übung ausgeführt wird. Die Wiederholungen sind die Anzahl der Wiederholungen der Übungsausführungen pro Satz. Zum Beispiel:
2. Übung: Kniebeuge, 3 Sätze á 10 Wiederholungen (es werden 3x10 Wiederholungen ausgeführt, nach jedem Satz wird kurz pausiert).

Diese drei Faktoren bestimmen das Training. Eine kurze Veranschaulichung: Trainiere ich sehr hart und beanspruche meinen Muskel in jeder Übung stark (Intensität) ist es mir physiologisch nicht möglich diese Übung endlos oft auszuführen (Volumen). Ebenso werde ich am nächsten Tag nicht dazu in der Lage sein denselben Muskel aufgrund nicht genügender Erholung - ein Indiz für nicht genügend Erholung ist anhaltender Muskelkater. Bei Muskelkater sollte man dem verkaterten Muskel noch weitere Pause gönnen - am nächsten Tag nochmals zu Trainieren (Frequenz).
Hierbei sollte man eine hohe Trainingsintensität immer als Ziel sehen. Durch eine hohe Trainingsintensität kann der Muskel entsprechend verausgabt und zum Wachstum gebracht werden, da so genügend Muskelfasern strapaziert werden, welche wiederum zu einer stärkeren Ausprägung selbiger führen.

Ziel für jeden Anfänger sollte erst einmal sein sich von Trainingseinheit zu Trainingseinheit zu steigern, das heißt, mehr Gewicht oder mehr Wiederholungen auszuführen.

Anmerkung:
Es gibt viele Gerüchte, die sich vor allem im Anfängerbereich des Kraftsports breit machen, es gäbe ein so genanntes Training „auf Masse" oder „auf Definition". Dies ist nicht der Fall. Das Verhältnis inwiefern man an Fett und an Muskeln gewinnt oder verliert hängt lediglich mit der Ernährung zusammen. Höhere Wiederholungszahlen führen nicht zu einem Körper mit niedrigem Körperfettanteil und wenige, schwere Wiederholungen führen nicht zu einem vermehrten Masseaufbau.
Mit einem höherem Wiederholungsbereich (20+ Wiederholungen) wird zwar tatsächlich die Muskelausdauer trainiert, dies ist aber lediglich eine Beanspruchung anderer Muskelfasern als im niedrigen Wiederholungsbereich. Beide Wiederholungsbereiche führen zu Muskelwachstum, Vorraussetzung ist ein Training das intensiv genug ist und nicht nur aus Gesprächen mit dem Handy oder Posing vor dem Spiegel besteht.

Anfängern empfehle ich besonders einen Ganzkörperplan. Diese Ganzkörperpläne sind für Anfänger besonders empfehlenswert, da diese in hoher Frequenz ausgeführt werden können. Anfänger sind oftmals nicht in der Lage ihre Muskeln mit hoher Intensität zu bearbeiten, da ihnen oftmals das Muskelgefühl fehlt oder sie sich nicht bewusst sind wie ein intensives Training aussieht. Ein Ganzkörperplan oder auch ein „2er-Split", eignet sich für jeden Anfänger. Diese Pläne gestalten sich aus zwei unterschiedlichen Trainingseinheiten, die immer abwechselnd ausgeführt werden - jedoch nicht am selben Tag! Dieser Plan kann zu Beginn zweimal ausgeführt werden. Also vier Trainingseinheiten in der Woche.
Menschen die nicht viel Zeit haben oder sich eher auf Ausdauersport konzentrieren wollen, können diesen Plan auch einmal in der Woche ausführen. Sollte es einem Sportler nicht möglich sein diesen Plan mehrmals in der Woche (4 Trainingseinheiten, also 2-mal) aufgrund von Muskelkater und fehlender Erholung auszuführen, so ist es empfehlenswert auf einen Split zu wechseln, dazu später mehr.

Ein Ganzkörperplan könnte zum Beispiel so aussehen:

Push/Pull

TE1:
Kniebeuge
Wadenheben sitzend/ Wadenheben stehend
Bankdrücken (Kurzhanteln oder Langhanteln)
Military Press/ Kurzhantel Schulterdrücken/ Langhantel Schulterdrücken
Dips

TE2:
Kreuzheben
Klimmzüge
Langhantel-Rudern/ Kurzhantel Rudern
Langhantel- Curls/ Kurzhantel Curls/ Hammercurls
Beinbeuger- Curls
(Bauch)

Ober-/Unterkörper

TE1:
Bankdrücken (Kurzhanteln oder Langhanteln)
Military Press/ Kurzhantel Schulterdrücken/ Langhantel Schulterdrücken
Dips
Klimmzüge
Langhantel-Rudern/ Kurzhantel Rudern

TE2:
Kniebeuge
Kreuzheben
Beinbeuger- Curls
Wadenheben
(Bauch)

Antagonisten (Torso/Extremitäten)

TE1:
Bankdrücken (Kurzhanteln oder Langhanteln)
Langhantel-Rudern/ Kurzhantel-Rudern
Military Press/ Langhantel Schulterdrücken/ Kurzhantel Schulterdrücken
Klimmzüge
(Bauch)

TE2:
Kniebeuge
Kreuzheben
Langhantel-Curls/ Kurzhantel-Curls/ Hammercurls
Dips
(Wadenheben)

Diese Trainingspläne sind besonders voll gepackt mit wertvollen Mehrgelenksübungen. Diese sind in der Lage mehrere Muskeln gezielt gleichzeitig zu trainieren, dies beansprucht ebenso das zentrale Nervensystem. Ein weiterer Vorteil ist, dass eine Trainingseinheit nicht zu lang ausfällt. Ein zu langer Aufenthalt im Studio führt nicht zu mehr Muskelwachstum. Die Trainingseinheiten sollten lieber kurz und intensiv sein, anstatt zeitaufwendig und ohne große Anstrengung.

Bei fehlendem Hantelbereich kann man bestimmte Übungen auch durch Maschinenübungen ersetzen, zum Beispiel Beinpresse statt Kniebeuge, Brustpresse statt Bankdrücken oder Latissimus-Zug statt Klimmzüge. Steht ein Freihantelbereich zur Verfügung sollte dieser jedoch genutzt werden. Freie Übungen fördern nicht nur ein besseren Umgang mit dem Gewicht und somit auch die Koordination, sondern führen auch zu besseren Trainingsresultaten. Eine Maschine kann niemals das freie Training perfekt simulieren. An manchen Stellen sind mehrere Übung in derselben Reihe angegeben, hier kann man variieren. Hier sollte man jede Übung ausprobieren (zum Beispiel mit Kurzhanteln oder mal mit der Langhantel) und die Variation wählen, die einem am besten liegt und das beste Muskelgefühl erzielt.
Anfänglich sollte ein Gewicht verwendet werden, mit dem man unter Anstrengung 8 Wiederholungen pro Satz erzielen kann.

Steigert man sich nun auf 12 Wiederholungen wird das Gewicht wieder so erhöht, dass man wieder nur 8 Wiederholungen ausführen kann, das heißt, eine 9. Wiederholung ist physiologisch mit fachgerechter Ausführung nicht möglich.
Diese Zahlen sind ein guter Richtwert und ermöglichen ein überschaubares Steigerungssystem. Steigerung, sei es durch Gewicht oder Intensität, ist der Schlüssel zum Muskelaufbau.

Wichtig: Jede! Übung sollte so sauber wie möglich ausgeführt werden. Wenn man nicht weiß wie man eine Übung richtig ausführt, ist der erste Schritt sich immer an einen Trainer im Studio zu wenden oder sich im Internet Übungsvideos anzuschauen.
Viel Gewicht ist nicht immer der Schlüssel zu einem effektiven Training. Was bringt es, wenn ich meinen Bizeps mit hohem Gewicht trainiere, aber die Hälfte der Arbeit mein Rücken übernimmt? Nichts.

Sollte man fortgeschritten genug sein, empfehle ich vor allem auf das Muskelgefühl, maximalen Pump und auf das den Muskelschmerz/Muskelbrennen in einer Übung zu achten. Die Muskulatur „weiß" nicht wie viel Kilogramm auf der Hantelstange ist. Ein fortgeschrittener Sportler kann zum Beispiel mit 40kg Kurzhantelrudern seinen Rücken deutlich mehr fordern als ein Anfänger. Der Grund liegt ganz einfach darin, dass ein fortgeschrittener Athlet seinen Rücken viel gezielter und effektiver Nutzen kann. Er kann den Rücken praktisch isolieren, und durch ein antrainiertes Muskelgefühl fast ausschließlich aus dem Rücken ziehen, während ein Anfänger, welcher oft nicht mal Blut in seinem Rücken während einer Übung spürt, es nicht kann. So werden vor allem auch Bizeps und der untere Rücken beim hochziehen verwendet.
Zur Veranschaulichung: Der Anfänger zieht tatsächliche 20kg mit seinem Rücken und die anderen 20kg mit den Hilfsmuskeln, während der Fortgeschrittene 35kg aus dem Rücken und 5kg mit den Hilfsmuskeln zieht.
Zum Beispiel habe ich früher im Arbeitssatz 100kg, 10x beim Bankdrücken verwendet. Heutzutage, wo ich gelernt habe meine einzelnen Muskeln zu kontrollieren und zu aktivieren, kann ich dieses Gewicht, wenn ich es hauptsächlich aus der Brust drücken möchte, nicht bewältigen. Würde ich mit allen Mitteln und mit

starker Mitbeanspruchung der Hilfsmuskulatur einfach „hochdrücken“ und genauso Schultern und Trizeps belasten, würde ich das Gewicht zwar womöglich übertreffen, mit einem effektiven Brusttraining, hätte dies aber wenig zu tun. Man sollte also immer daran denken sein Ego zu Hause zu lassen, die Übung fachgerecht, in korrekter Position und ohne allzu starken Schwung auszuführen, auch wenn dies bedeutet 10kg weniger zu verwenden. Wenn ich so manchen im Studio sehe, könnte es bei dem einen oder anderen auch 20 oder 30kg weniger sein.
Man sollte sich also merken: das Ziel ist nicht das größte Ego, sondern der maximale Muskelreiz, maximale Muskelerschöpfung und gezielte Beanspruchung der Zielmuskulatur.

Splits

Ein so genannter Split ist eine gezielte Aufteilung von Muskelgruppen auf verschiedene Trainingstage, mit dem Ziel pro Trainingstag wenige Muskelgruppen zu trainieren, um sich so besser auf die einzelnen Muskeln fokussieren zu können. Dies führt automatisch zu einer längeren erzwungenen Ruhephase der einzelnen Muskeln.

Die üblichen Trainingssplits sind 3er, 4er oder 5er Splits. Üblicherweise wird in einem Split jeder Muskel einmal pro Woche belastet, allerdings ist es auch möglich, beispielsweise bei einem 3er Split, 6x die Woche ein Training zu absolvieren, so dass jeder Muskel 2x die Woche belastet wird, falls dies die Muskelregeneration erlaubt.
Für mich persönlich und einige meiner Klienten, die mindestens 2 Jahre Trainingserfahrung haben, hat es sich bewährt 2 Tage hintereinander zu trainieren und einen Tag zu pausieren. Somit wird bei einem 4er Split jeder Muskel alle 6 Tage, bei einem 3er Split jeder Muskel alle 5 Tage trainiert.

Es gibt verschiedene Splitvarianten, hier ein paar **Varianten eines möglichen 3er Splits:**

Trainingseinheit 1: Brust, vordere und mittlere Schulter, Trizeps
Trainingseinheit 2: Rücken, Bizeps, hintere Schulter, Nacken
Trainingseinheit 3: Beine, Waden, unterer Rücken

Trainingseinheit 1: Brust, Rücken
Trainingseinheit 2: Arme, Schultern, Nacken
Trainingseinheit 3: Beine, Waden, unterer Rücken

Trainingseinheit 1: Brust, Arme
Trainingseinheit 2: Beine, Waden
Trainingseinheit 3: Rücken, Schultern

Beispiele eines 4er Splits:

Trainingseinheit 1: Brust, vordere und mittlere Schulter
Trainingseinheit 2: Rücken, hintere Schulter, Nacken
Trainingseinheit 3: Arme, Bauch
Trainingseinheit 4: Beine, Waden, unterer Rücken

Trainingseinheit 1: Brust, Trizeps
Trainingseinheit 2: Rücken, Bizeps
Trainingseinheit 3: Schultern, Nacken
Trainingseinheit 4: Beine, Waden, unterer Rücken

Trainingseinheit 1: Brust, Rücken
Trainingseinheit 2: Arme, Bauch
Trainingseinheit 3: Schultern, Nacken
Trainingseinheit 4: Beine, Waden, unterer Rücken

Trainingseinheit 1: Brust, Bauch
Trainingseinheit 2: Beine, Waden, unterer Rücken
Trainingseinheit 3: Schultern, Trizeps
Trainingseinheit 4: Rücken, Bizeps

Beispiel für einen 5er Split:

Trainingseinheit 1: Brust
Trainingseinheit 2: Rücken
Trainingseinheit 3: Arme, Bauch
Trainingseinheit 4: Schultern, Nacken
Trainingseinheit 5: Beine, Waden, unterer Rücken

Es gibt zahlreiche weitere Möglichkeiten nach einem effektiven Split zu trainieren. Jeder Körper reagiert anders auf bestimmte Belastungen und jeder Körper hat verschiedene Stärken und Schwächen. Es gibt keinen Trainingsplan der für alle passend ist. Jemand dessen Arme schnell regenerieren, der kann die Arme auch mehrmals die Woche trainieren (z.B. am Brusttag passiv und an einem Armtag aktiv), ein anderer benötigt eine lange Regenerationszeit und trainiert den Trizeps lieber direkt am Brusttag passiv und aktiv, um eine 7 oder 6 tätige Regeneration zu ermöglichen. Wie so oft gilt es: **Probieren geht über studieren.** Man sollte herausfinden, was für einen selbst am besten funktioniert. Man sollte mindestens 4 Wochen ein Trainingsprogramm beibehalten, um sichergehen zu können, ob es sich bewährt. Ansonsten könnte es sein, dass man bei seiner ersten Trainingseinheit einfach einen schlechten Tag erwischt hat. Das Programm wird beibehalten, wenn es sich bewährt hat. Sollte sich die Progression einstellen, wird der Trainingsplan gewechselt.

Anfangs ist es empfehlenswert, sich an die vorgegebenen Splits zu halten. De facto haben sich diese Splits bei den meisten Athleten bewährt. Möchte man sich einen persönlichen Split zusammenstellen, sollte man folgendes beachten:

Biete ich dem Muskel genug Regenerationszeit?
Biete ich dem Muskel möglicherweise zu lange Regenerationszeit und unterfordere ihn?
Ist es mir möglich Muskel X ohne Vorbelastung* zu trainieren?
Setze ich meine Prioritäten richtig (Schwachstellen immer am Anfang trainieren oder, wenn möglich, an einer extra dafür zugesprochenen Trainingseinheit)?

*Ein Vorbelastungsfreies Training bedeutet, dass man einen Muskel ohne bestimmte Einschränkungen trainieren kann. Mögliche Vorbelastungen resultieren aus erschöpften Hilfsmuskeln oder einer am vorherigen Tag sehr anstrengenden Trainingseinheit (z.B. Beine). Bei allen Mehrgelenksübungen, die allesamt empfehlenswert sind, gibt es so genannte Hilfsmuskeln, welche die Zielmuskulatur unterstützen und eine wichtige Rolle spielen. Welche Hilfsmuskeln bei welcher Übung beansprucht werden, dazu gleich mehr.

Wenn man von einem 2er Split oder Ganzkörperplan zu einem 3er oder 4er Split wechselt, hat man sich schon mit zahlreichen Übungen auseinandergesetzt und möglicherweise auch schon unterschiedliche Übungen für eine Zielmuskulatur ausgeführt. Man kann sich aussuchen, welche Übungen man für welche Muskelgruppe wählen möchte.
Hier sollte man beachten, welche Hilfsmuskeln beansprucht werden. Es ist nicht ratsam den Bizeps oder die Brust mehrmals die Woche aktiv und passiv zu trainieren! Dies führt nicht zu stärkerem Wachstum. Wachstum findet in der Ruhezeit statt.

Hier eine Aufführung welche Muskeln bei den verschiedenen Übungen beansprucht werden:

Bankdrücken (Kh und Lh)
Zielmuskulatur: Brust
Hilfsmuskulatur: mittlere und vordere Schulter, Trizeps

Rudern (Kh und Lh)
Zielmuskulatur: Rücken (Trapez, Rückenstrecker)
Hilfsmuskulatur: hintere Schulter, Bizeps

Schulterdrücken/ Military Press (Kh und Lh)
Zielmuskulatur: mittlere und vordere Schulter
Hilfsmuskulatur: Trizeps

Kniebeugen
Zielmuskulatur: Quadrizeps, Gesäßmuskulatur
Hilfsmuskulatur: unterer Rücken, Beinbeuger

Kreuzheben
Zielmuskulatur: Beine, Gesäßmuskulatur, unterer Rücken, Trapez, Rückenstrecker
Hilfsmuskulatur: hintere Schulter, Nacken

Dips
Zielmuskulatur: Schultern, Brust (abhängig von der Ausführung)
Hilfsmuskulatur: Trizeps, Schultern, Brust (abhängig von der Ausführung)

Klimmzüge
Zielmuskulatur: Rücken (Latissimus)
Hilfsmuskulatur: Bizeps, hintere Schulter

Fliegende Bewegung/ Flys/ Butterfly
Zielmuskulatur: Brust
Hilfsmuskulatur: vordere Schulter

Frenchpress/ enges Bankdrücken/ Skullcrusher
Zielmuskulatur: Trizeps
Hilfsmuskulatur: Brust, vordere und mittlere Schulter

Generell empfehle ich 9-12 Sätze für eine große Muskelgruppe (Brust, Rücken, Beine, gesamter Schulterkopf) und 6 für eine kleine Muskelgruppe (Bizeps, Trizeps, Waden) 6-9 Sätze á 3 beziehungsweise 2, Übungen. Diese werden in drei oder vier Sätzen absolviert. Dabei sollte man immer die beanspruchten Ziel- und Hilfsmuskeln beachten. Ein Trizepstraining, bevor die Brust trainiert wird, ist nicht sinnvoll.

Ein Beispiel:

Brusttraining:
3 Sätze positives Bankdrücken
3 Sätze Dips
3 Sätze Fliegende Bewegung (an der Maschine, Kabelcrossover, Kurzhanteln)

oder

3 Sätze Fliegende Bewegung (an der Maschine, Kabelcrossover, Kurzhanteln)
3 Sätze positives Bankdrücken
3 Sätze Bankdrücken

Es gibt beim Krafttraining viele unterschiedliche Meinungen. Manch einer schwört auf Fliegende am Anfang, um so eine Dehnung und mit Hilfe von Bankdrücken eine anschließende maximale Kontraktion in der Brustmuskulatur zu erreichen. Dadurch ist auch der Vorteil gegeben, dass der Trizeps bei den Fliegenden verschont wird und so beim Bankdrücken voll einsatzbereit ist.
Bei manchen Athleten bewährt es sich zuerst positive und danach neutrale oder negative Druckübungen auszuführen, da die obere Brust optisch am meisten zu einer muskulösen Brust beiträgt.
Da es aber im Kraftsport keine absolut universellen Lösungen gibt, muss jeder im Laufe der Jahre herausfinden, was für Sie/Ihn am sinnvollsten ist.

Ein Rückentraining könnte so aussehen:

3 Sätze Klimmzüge/ Latissimus-Zug
3 Sätze Langhantel Rudern
3 Sätze Kurzhantel Rudern

oder

3 Sätze Langhantelrudern
3 Sätze Kurzhantel Rudern
3 Sätze Klimmzüge/ Latissimus-Zug

Es gibt schier endlose Varianten einen effizienten Trainings-Split zu erstellen. Wichtig ist es, die beanspruchte Ziel- und Hilfsmuskulatur korrekt zu planen und anschließend zu schauen in welchen Übungen man sich am besten steigern kann.

Warm Up

Vor jedem Training sollte ein Warm up ausgeführt werden, nicht nur um die Muskelfasern der Zielmuskulatur zu aktivieren, sondern auch um Muskel-, Gelenk- und Sehnenverletzungen vorzubeugen. Ein Warm Up sollte nicht zu lange, aber auch nicht zu flüchtig ausfallen. Das Ausführen von Übungen mit niedrigem Gewicht vor dem tatsächlichen Training, ist für ein Warm Up der Ziel- und Hilfsmuskulatur am besten geeignet. Drei kurze Aufwärmsätze pro Zielmuskel sollten genügen.

Dehnen

Jeder Sportler, egal ob Ausdauerläufer, Kraftsportler oder jemand der sich einfach Fit halten möchte, sollte sich regelmäßig dehnen. Gründliches Dehnen sorgt nicht nur für eine gute Durchblutung und damit besseren Erholung der Muskeln, sondern führt auch zu einem kurzzeitigem Anstieg an roten Blutkörperchen im entsprechenden Bereich, was die Sauerstoffversorgung und die Muskelregeneration fördert. Ein gezieltes Dehnprogramm ist in der Lage Verletzungen sowie Muskelverspannungen vorzubeugen und eine gute Beweglichkeit der Muskeln zu gewährleisten. Unbewegliche Muskeln können unter anderem für ein Hohlkreuz verantwortlich sein, somit kann ein Dehnprogramm für den unteren Rücken und den Beinbeuger die Körperhaltung stark verbessern. Eine gute Dehnbarkeit bringt ebenso Vorteile für diverse Übungen, sowie für andere Sportarten.

Intensitätstechniken

Für Leute, die sich lediglich, ohne konkrete Zielsetzung etwas Fit halten wollen oder Rehabilitationstraining betreiben, sind Intensitätstechniken nicht notwendig. Für jemanden der aber stärker, athletischer oder muskulöser sein möchte, sind Intensitätstechniken früher oder später unverzichtbar.
Es gibt unzählige Intensitätstechniken. Hier führe ich die elementarsten Intensitätstechniken vor, welche die Intensität einzelner Übungen und Wiederholungen dramatisch erhöhen können. Das Ziel ist hierbei den Muskel maximal zu beanspruchen. Bei einer maximalen Reizung sollte jedoch eine korrekte und saubere Übungsausführung gewährleistet sein, da es ansonsten zu

Verletzungen oder schlichtweg verfehlen der Zielmuskulatur kommen kann. Bizeps-Curls die mit großem Schwung im Rücken absolviert werden, entbehren jeglichem Sinn eines effektiven Bizepstrainings.

Supersätze

Beim Supersatz gibt es den so genannten antagonistischen Supersatz (2 Gegenmuskeln werden abwechselnd bearbeitet, z.B. Brust und Rücken oder Bizeps und Trizeps), und dem konventionellen Supersatz (der gleiche Zielmuskel wird mit zwei unterschiedlichen Übungen abwechselnd belastet).
Hierbei führt man zum Beispiel einen Satz Bankdrücken und anschließend einen Satz Fliegende aus, bis beide Übungen vollständig absolviert wurden (insgesamt 6 Sätze). Bei der Kombination unterschiedlicher Übungen (Fliegende als Dehn- und Kontraktionsübung und Bankdrücken als schwere Drückübung) kommt es oft zu einem sehr starken Pump und Muskelgefühl.
Bei antagonistischen Supersätzen werden bei zwei Übungen jeweils eine Übung für jede Muskelgruppe gewählt, zum Beispiel Bankdrücken und Rudern.
Supersätze führe ich häufig bei einem Armtraining durch, um Bizeps und Trizeps abwechselnd zu belasten und um eine starke Durchblutung im gesamten Oberarm zu erzielen.

Erzwungene und Teilwiederholungen

Erzwungene und Teilwiederholungen dienen dem Zweck, eine maximale Stimulation der Muskulatur zu erreichen. So werden alle Muskelfasern des Muskels zur Arbeit herangezogen, sowie eine maximale Stimulation der großen Muskelfasern, über den regulären Erschöpfungspunkt hinaus, erreicht. Umso stärker die Stimulation, desto stärker das Muskelwachstum.
Im Klartext bedeutet eine erzwungene Wiederholung, dass ein Trainingspartner eingreift, wenn man nicht mehr dazu fähig ist eine weitere Wiederholung alleine zu absolvieren. Durch die leichte Mithilfe des Trainingspartners, sind weitere Wiederholungen zur Gewährleistung einer maximalen Muskelstimulation möglich.
Teilwiederholungen sind lediglich teilweise ausgeführte Wiederholungen, ohne komplett ausgeführtem Bewegungsradius. Grund

hierfür ist die extreme Muskelerschöpfung, wenn ein voller Bewegungsradius, aufgrund von Kraftmangel, nicht mehr möglich ist. Dies sollte jedoch nicht inflationär, sondern lediglich am Ende eines Satzes oder einer Übung ausgeführt werden.

Reduktionssätze

Wenn Muskelversagen erreicht wurde und man nicht mehr in der Lage ist, mit dem gegenwärtigen Gewicht eine saubere Wiederholung zu absolvieren, wird das Gewicht verringert und ein weiterer Satz bis zum Muskelversagen ausgeführt. Dies kann auch ein oder zwei weitere Male vollführt werden. Hierbei wird das Gewicht in jedem! Satz verringert und die Übung wieder bis zum Muskelversagen ausgeführt. Ziel ist es, dem Muskel so wenig Pause wie möglich zu bieten. Durch die Reduktionssätze wird die Muskulatur nochmals verstärkt durchblutet und es werden vereinzelte Muskelfasern beansprucht, welche vorher nicht beansprucht wurden. Somit können Reduktionssätze eine immens hohe Muskelstimulation bieten. Ich baue Reduktionssätze häufig am Ende einer, oder der letzten Übung für die entsprechende Muskelgruppe ein. Zum Beispiel beim Lattisimus-Zug oder Bankdrücken. Reduktionssätze können bei jeder Übung angewandt werden.

Übungsausführungen der Grundübungen

Ich empfehle für Kreuzheben und Kniebeugen Schuhe mit niedriger Sohle oder gar keine Schuhe zu tragen. Durch niedrige oder gar keine Schuhe können oft Knieprobleme verhindert und ein besseres Muskelgefühl in den Beinen erzielt werden.

Ich empfehle stets, sich eine Übungsausführung von einem erfahrenen Athleten/Freund, einem Trainer zeigen zu lassen, oder sich ein ausführliches Ausführungsvideo anzuschauen.

2.3. Aerobes Training (Ausdauertraining)

In diesem Buch wird der Ausdauersport primär als Ergänzung für das Training betrachtet. Es werden keine Techniken erklärt um einen Triathlon zu absolvieren, sondern lediglich die gesundheitlichen und sportlichen Vorteile, sowie die optimale Frequenz für einen ergänzenden Ausdauersport, behandelt.

Ausdauersport sollte immer ausgeführt werden, egal ob man versucht Fett zu verbrennen oder Muskeln aufzubauen. Der Ausdauersport fördert nicht nur die Fettverbrennung und erhöht den Gesamtumsatz (die Menge an Kalorien die man verbraucht), sondern fördert auch die Durchblutung und Sauerstoff- sowie Nährstoffversorgung des Körpers und der Muskulatur.
Eine erhöhte Durchblutung und Sauerstoffversorgung führt zu einer verbesserten Muskelregeneration. Vorraussetzung ist, dass nicht zu umfangreiches Ausdauertraining absolviert wird. An trainingsfreien Tagen einen Marathon zu laufen ist für den Körper alles andere als erholsam, vor allem bei einer zusätzlichen Belastung durch das Fitness/Krafttraining. Optimal, als Ergänzung zum Kraftsport, ist eine Zeitspanne von 20 Minuten bis hin zu einer Stunde lockeres Laufen, um die Fettverbrennung zu verstärken. Man sollte sich nicht an einem Tag allzu sehr verausgaben, sondern lieber mehrere kleine Ausdauereinheiten im Laufe der Woche absolvieren.

Das Ausdauertraining sollte im optimalen Fall immer nach dem Training oder am Morgen stattfinden, Grund hierfür sind die leeren Glykogenspeicher. Die Glykogenspeicher sind die Speicher in den Muskeln, die das Glykogen, also die zugeführten Kohlenhydrate, lagern. Der Körper verbrennt immer erst seine Kohlenhydrate (vor allem beim Krafttraining), da diese schnelle Energie liefern, anschließend verbrennt er Proteine und Fett. Eine ausreichende Proteinversorgung sollte zwar gewährleistet sein, dennoch ist es wichtig, wenn man Fett verbrennen möchte, vor allem vor dem Ausdauertraining größtenteils auf Kohlenhydrate zu verzichten, damit der Körper die Fettreserven und nicht die Kohlenhydrate verbrennt. Optional kann man, aus diesem Grund, das Ausdauertraining auch nach dem Krafttraining absolvieren. Aerobes Training verbrennt im Gegensatz zu Krafttraining

vorrangig Fett, während der Körper bei Training mit Gewichten vor allem auf schnelle Energie in Form von Kohlenhydraten zurückgreift. Hier liegt ein häufiger Fehler vieler Fitnessstudiobesucher.
Oftmals werden ausgiebige Ausdauereinheiten ausgeführt. Ein anschließendes effektives Krafttraining kann meistens, aufgrund von fehlender Energie, nicht mehr ausgeführt werden.
Ein Krafttraining mit anschließender Ausdauereinheit ergänzt sich optimal. Das Krafttraining bietet eine Muskelstimulation und verbraucht das Muskelglykogen, während das Ausdauertraining anschließend vor allem Energie aus den Fettreserven verbraucht.

Ein regelmäßiges Ausdauertraining fördert die Arteriendurchblutung und trainiert das Herz, daher auch Cardio genannt, Cardiovaskuläres (das Herz) Training. Ein großes und trainiertes Herz sorgt nicht nur für eine verbesserte Sauerstoffversorgung und Ausdauerleistung, sondern auch für einen geringeren Puls und verbesserte Blutwerte. Jeder der einen gesunden Lebensstil führen möchte, sollte regelmäßig Ausdauertraining betreiben. 20 Minuten Ausdauertraining, 2-3x die Woche, sind schon fördernd und sorgen für eine erhebliche gesundheitliche Verbesserung.

2.4. Mindsetting, Motivation und Sportlerphilosophie

Jeder kann aus einem anderen Grund motiviert sein Sport zu treiben, einen gesunden Lebensstil zu führen und einen starken und athletischen Körper zu haben. Hier könnte ich viele Gründe auflisten, sei es die höhere Lebenserwartung, das bessere Lebensgefühl oder für die süße Nachbarin. Da dies jedoch ein Buch vor allem für Veganer ist, werde ich da ansetzen.
Es ist eine Zeit des Wandels. Viele Menschen sehen ein, dass die Behandlung von Tieren wie sie heutzutage stattfindet, unethisch und falsch ist. Die Menschen setzen sich heutzutage, mehr denn je mit der Thematik auseinander. Unsere Aufgabe als Veganer ist es, nicht nur andere Menschen zu informieren und für ein ethischeres System einzustehen, sondern auch erstrebenswerte Eigenschaften vorzuweisen, quasi als Vorbildfunktion.
Ziel ist es, dass andere Menschen erkennen, dass die bekannten Vorurteile über Veganer falsch sind, und sehen, dass auch ein Veganer einen muskulösen Körper und eine positive Ausstrahlung

haben kann. Besonders durch ein gutes Vorbild werden Menschen animiert sich mit Veganismus auseinanderzusetzen.

Wir als Veganer sollten aufhören mit dem Finger auf andere Menschen zu zeigen, wenn wir selbst kein gutes Beispiel sind.
Vor allem in diesen Zeiten sollten wir als Veganer ein gesundes und sportliches Leben führen.

3. Ernährung

Für viele Omnivoren ist es ungewohnt zu sehen, wie sich jemand vegan ernährt, und dann auch noch sportgerecht?
Vegane Ernährung halte ich persönlich generell für gesünder als die heutige, konventionelle omnivore Ernährung. Studien zeigen ein verringertes Krebsrisiko, niedrigere Cholesterinwerte und verbesserte Blutwerte. Oft wird die vegane Ernährung auch für Krebskranke empfohlen.
Die leidige Geschichte mit dem „Milch macht stark“ Mythos ist veraltet. Tatsächlich führen tierische Proteine, aufgrund des sauren PH Werts, die in der Milch enthalten sind, zu einer Lösung des Calciums aus den Knochen. Das gelöste Calcium wird durch die Nieren und den Urin abgegeben, was wiederum zu einer Verringerung der Knochendichte führen kann.

Wie wir wissen hat ein Veganer, der sich gesund ernährt, deutliche Vorteile gegenüber einem Omnivoren. Fleisch an sich ist zwar kein ungesundes Lebensmittel, heutiges „Fleisch“ hat allerdings nur noch wenig mit einem natur belassenem Lebensmittel zu tun.
Ein freies Tier, welches vom Urmensch gejagt wurde, hat sich von wilden Pflanzen ernährt, ist frei herum gelaufen und war gesund. Heutzutage sind Tiere lediglich Produkte, die gezüchtet werden. Das Futter ist voller Medikamente, Antibiotika und anderen Wachstums fördernden Mitteln. Kein Wunder also, dass viele Antibiotika bei Fleischessern nicht wirken, da die Bakterien, die den Körper befallen, schon längst an die Antibiotika aus der gegessenen Nahrung gewohnt sind. Viele Zellwachstumsfördernde Stoffe in tierischer Nahrung sind laut Ärzten und Studien eine der größten Ursachen für diverse Krebsarten. Die nahezu cholesterinfreie Ernährung eines Veganers bietet diverse Vorteile für Herz und Arterien.

Die Vorteile von Veganismus gegen der üblichen Ernährung eines menschlich modernen Omnivores, soll hier aber nicht primär thematisiert werden.

Wie wir wissen, ist vegane Ernährung nicht gleich sportgerechte Ernährung. Vor allem in Zeiten wo man praktisch jedes Fast Food, Gebäck oder Dessert als vegane „Version“ vorfindet, zeigt sich, dass auch dort oft Zucker oder industrielle Fette zu finden sind, die nicht nur Fett machen, sondern auch zu schlechten Blutwerten führen können.
Generell empfehle ich jedem, **umso weniger verarbeitet und natur belassen deine Nahrung ist, umso besser**. Als Faustregel gilt hier, gesundheitlich unbedenklich sind nur Produkte auf denen man keine Zutaten, Geschmacksverstärker oder chemische Zusätze vorfindet, die man als Laie nicht kennt. Wer einen Schritt weiter gehen möchte, isst keine Fertigprodukte, die mehr als 3 Zutaten haben.

Fangen wir zunächst mit den Basics an, so leicht verständlich und unkompliziert gehalten wie möglich.
Es gibt drei Makronährstoffe: Proteine, Kohlenhydrate und Fette. Jedes dieser Makronährstoffe hat bestimmte Funktionen im Körper und ist unentbehrlich. In beinahe jedem Lebensmittel sind alle drei Nährstoffe enthalten, nur eben nicht immer in genügender Menge, um Ernährungstechnisch relevant zu sein.

Zu Anfang sollte festgehalten werden, dass der Körper, bei den meisten körperlichen Aktivitäten, zunächst einmal primär die ihm zur Verfügung stehenden Kohlenhydrate verbrennt. Wird der Kohlenhydratvorrat des Körpers stark beansprucht, so werden auch Fette und Proteine, in gleichem Maße, verbrannt. Dies ist ein grober Richtwert. Im Körper werden alle Nährstoffe ständig verbrannt, Fette und Proteine, sowie Kohlenhydrate. Dennoch gibt es, wie oben aufgeführt, eine klare Gewichtung, welche vor allem bei der Ernährung eine Rolle spielt.
Bei einem Muskelaufbau sollte also eine regelmäßige und konstante Nahrungsaufnahme gewährleistet sein, um einen Muskelabbau zu verhindern und den Muskelaufbau zu optimieren. Bei einer Fett verbrennenden Diät sollten stets genügend Proteine konsumiert werden, um auch hier den Muskelabbau zu verhindern.

Merke: Eine Person die 5kg Fett und 5kg Muskeln verliert schaut zwar in Klamotten schlanker aus, von der Körperphysiologie hat sich aber nicht viel geändert, da sich das Verhältnis von Muskeln und Fett nicht verändert hat!
Für einen Sportler ist es optimal über den Tag verteilt Protein zu konsumieren, um eine ausreichende Muskelversorgung zu gewährleisten. Zu den Proteinmengen später mehr.
Ich empfehle eine Mahlzeitenfrequenz von circa 3-5 Stunden, man sollte seinen Körper alle paar Stunden mit Nährstoffen versorgen, denn so werden nicht nur die Muskeln ausreichend geschützt, sondern durch die regelmäßige Nahrungszufuhr auch der Stoffwechsel erhöht.

3.1. Insulin

Insulin ist eines der anabolsten Hormone des Körpers, also eines der „aufbauensten" Hormone, welche für einen Zuwachs von Muskeln und Fett sorgen. Insulin hat somit große Auswirkungen auf den Muskelaufbau. Man sollte jedoch nicht versuchen den Insulinausstoß dauerhaft zu maximieren, da dies zu ungewollten Fetteinlagerungen führen kann.
Eine zeitlich angepasste Insulinausschüttung sollte das Ziel sein.

Insulin hat zwei Hauptfunktionen:

1. Insulin schleust die Kohlenhydrate und Proteine aus der Nahrung in die Muskelzellen, somit können Nährstoffe und insbesondere Mineralstoffe wie Kalium effizienter durch die Muskulatur aufgenommen werden. Die Schleusung der Nährstoffe in die Muskelzellen wird durch eine gesteigerte Permeabilität, also „Durchlässigkeit" der Muskelmembran erreicht.
2. Die zweite wichtige Funktion ist die Speicherung zugeführter Kohlenhydrate, Fette und auch Proteine als Fettgewebe.

Die erste Eigenschaft sollte also gefördert und die zweite vermieden werden. Um dies zu erreichen ist es wichtig zu wissen, wie der Körper, die für den Muskelaufbau gewünschten anabolen Effekte, der erhöhten Insulinausschüttung, am besten ausnutzen kann.

Bei einem gesunden Stoffwechsel steigt der Blutzucker nach Nahrungsaufnahme nur gering an, da die Bauchspeicheldrüse, durch Ausschüttung von Insulin, die Einschleusung von Glucose in den Stoffwechsel bewirkt.
Nicht zur Energiegewinnung genutzte Glucose wird vorübergehend in der Leber als Glykogen gespeichert. Durch Glykogenspaltung, Freisetzung von Glucose, sorgt die Leber dafür, dass bei Energiebedarf, wie zum Beispiel bei sportlicher Betätigung, schnell Glucose ins Blut abgegeben wird. Werden übermäßig viele Kohlenhydrate zugeführt, werden diese als Fettgewebe gespeichert, da diese nicht vom Körper durch Sport oder sonstige Betätigungen verbraucht werden.
Entscheidend für eine Manipulation der Insulinkonzentration im Körper ist die zeitliche Komponente. Besonders morgens nach dem Aufstehen und abends nach dem Training sind die Glykogenspeicher erschöpft. Hier sollte für eine hohe Insulinausschüttung gesorgt werden.
Morgens nach dem Aufstehen ist der Blutzuckerspiegel, aufgrund der langen Zeit, 8-12 Stunden nach dem Abendessen des Vortages, besonders niedrig. Zu dieser Zeit können große Kohlenhydratmengen verzehrt werden, ohne befürchten zu müssen, dass diese als Fett gespeichert werden. Zusätzlich helfen die Kohlenhydrate dem Körper den Stoffwechsel anzukurbeln.

Die Mahlzeit nach dem Training ist mindestens genauso wichtig, wie das morgendliche Frühstück, da auch hier die Glykogenspeicher durch eine intensive sportliche Belastung geleert sind. Bevor diese nicht wieder aufgefüllt werden, findet deutlich weniger Muskelwachstum statt. In dieser Phase entsteht ein Bedarf, der im Anschluss an die Trainingseinheit gedeckt werden sollte.

3.2. Kohlenhydrate

Der Grundbaustoff der Kohlenhydrate ist der Einfachzucker (Monosaccharide). Die beiden wichtigsten Substanzen im Kohlenhydratstoffwechsel sind die Glucose und ihre Speicherform, das Glykogen, das aus einer großen Zahl von Traubenzuckermolekülen in verzweigten Ketten aufgebaut wird. Die Kohlenhydratvorräte des Körpers bestehen aus Muskel- und Leberglykogen, welche, wie der Name schon sagt, in Muskeln und Leber gespeichert werden.

Durch starke Belastungen sind die Kohlenhydratvorräte in Form von Muskel- und Leberglykogen, je nach Intensität, in wenigen Stunden bis Tagen erschöpft. Zur weiteren energetischen Versorgung der Organe wird neue Glucose aus körpereigenem Eiweiß (Muskulatur) gebildet. Gluconeogenese ist hormonell gesteuerte Neubildung von Glucose aus anderen Nährstoffen, wie Protein und Fett. Diesen Abbau der Muskulatur kann man bis zu einem gewissen Grad durch eine erhöhte Proteinzufuhr kompensieren, womit in starken Belastungsphasen, wie zum Beispiel in der Diät, mehr Muskelmasse erhalten wird. Ein Teil des Energiebedarfs kann jedoch mit zunehmender Gewöhnung an den Hungerzustand auch durch Verwertung der Fettsäuren (Ketonkörper) gedeckt werden. Die Kohlenhydratzufuhr sollte jedoch nicht das Minimum von ca. 30g unterschreiten, da eine gewisse Menge an Kohlenhydraten stets für das Gehirn und Rückenmark benötigt werden, um eine ausreichende Funktionalität gewährleisten zu können.
Ein Gramm Kohlenhydrate enthält 4,1kcal. Die Glykogenspeicher eines durchschnittlichen Menschen betragen etwa 300-400g. Ein Drittel davon ist als Leberglykogen und zwei Drittel als Muskelglykogen gespeichert. Durch Krafttraining, einem gezielten Muskelaufbau und einer gezielten Ernährung können die Muskelglykogenspeicher mehr als verdoppelt werden.

3.3. Der glykämische Index

Der Glykämische Index (GI) gibt als allgemeine Richtlinie an, wie schnell der Kohlenhydratanteil eines Nahrungsmittels, im Vergleich zur Glukose, ins Blut gelangt. Dabei wurde innerhalb der folgenden Tabelle der Glukose ein GI von 100 (Referenzwert) zugewiesen. Generell unterliegt der Glykämische Index individuellen Schwankungen und ist ebenso abhängig von der Art der Zubereitung. Gemüse und andere unverarbeitete Produkte haben meistens einen niedrigen oder mittleren GI, umso verarbeiteter ein Produkt, desto höher der glykämische Index.

Nahrungsmittel mit einem GI > 70 haben einen relativ hohen Wert, d.h. ihr Kohlenhydratanteil gelangt verhältnismäßig schnell ins Blut und Kohlenhydrate mit einem niedrigen GI gelangen verhältnismäßig langsam in das Blut.

Kohlenhydratquellen mit hohem GI:

Maltose (Malzzucker)	110
Dextrose (Traubenzucker)	100
Pommes Frites	95
Chips	90
Cornflakes	85
Weißbrot	75
Saccharose (Haushaltszucker)	70
Mais	70

Kohlenhydratquellen mit mittlerem GI:

Teigwaren	65
Reis, weiß	65
Rosinen	65
Bananen	60
Spaghetti, weiß	55
Sandgebäck	55
Reis, natur	50
Haferflocken	45
Bohnen, rot	40

Kohlenhydratquellen mit niedrigem GI:

Aprikosen, getrocknet	35
Karotten, roh	30
Bohnen, grün	30
Linsen, grün	25
Fructose	20
Erdnüsse	15
Tomaten	10
Zwiebeln	10

Das Wissen über den glykämischen Index sollte vor allem bei einer Diät oder einer gezielten Zu- oder Abnahme berücksichtigt werden, also bei einem gezielten Fettabbau oder Muskelaufbau. Beim gezielten Fettabbau sollte man Nahrungsmittel mit möglichst geringem GI (<50) wählen, da so der Blutzuckerspiegel konstant gering gehalten wird. Durch den geringen Blutzuckerspiegel ist die Insulinausschüttung des Körpers nach einer solchen Mahlzeit also minimal, was den Fettabbau begünstigt und einer Fettspeicherung entgegenwirkt.

Lediglich nach dem Training sind Nahrungsmittel mit hohem GI tendenziell zu bevorzugen, da hierdurch die während des Trainings entleerten Glykogenspeicher der Muskulatur schneller wieder aufgefüllt werden. Somit wird die Grundlage für die nachfolgende Regeneration der trainierten Muskulatur, sowie des gesamten Organismus gewährleistet.

Man sollte jedoch immer beachten, dass der glykämische Index vor allem auch eine theoretische Komponente ist, die in der Praxis weniger Unterschied macht, als es möglicherweise erscheint. Ausgenommen bei Flüssignahrung, welche nicht mehr großartig verdaut werden muss, wird die Resorption der Kohlenhydrate auch durch andere Lebensmittel, die zeitlich konsumiert werden, bestimmt. Wenn man also Kohlenhydrate, zusammen mit Ballaststoffen, Fetten oder Proteinen zu sich nimmt, wird die Aufnahme deutlich verlangsamt. Der GI sollte also immer als Richtwert und nicht als absolut alleiniger Faktor, bezüglich der Aufnahmeschnelligkeit, gesehen werden.

Kohlenhydrate sorgen ebenso für eine Wassereinlagerung im Körper, 1g Kohlenhydrate speichert 1g Wasser. Die Behauptung, dass man nach wenigen Tagen viel zu- oder abgenommen hat ist also ein Irrglaube. Es handelt sich lediglich um Wassereinlagerungen, die durch die erhöhte oder geringere Zufuhr von Kohlenhydraten, vermehrt oder verringert wurden.

3.4. Proteine

Die Proteine oder Eiweiße sind die Grundbaustoffe der Zellen aller Lebewesen. Proteine sind Verkettungen von so genannten Aminosäuren, die bei einer Verkettung mit vielen weiteren Aminosäuren als Protein bezeichnet werden. Insgesamt gibt es für den Menschen 22 verschiedene Aminosäuren. Im menschlichen Organismus findet ein ständiger Auf-, Ab- und Umbau von Proteinstrukturen statt. Normalerweise herrscht ein wechselndes Gleichgewicht zwischen Aufbau (Anabolismus) und Abbau (Katabolismus). Durch den ständigen Auf- und Abbau von Protein besteht in der Blutlaufbahn eine Aminosäurereserve von circa 600-700g, die man als Aminosäurenpool bezeichnet. Das ist die einzige Proteinreserve des Organismus, die ständig zur Verfügung steht. Weitere Speicher, wie zum Beispiel bei den Kohlenhydraten und Fetten gibt es nicht. Das Protein in der Nahrung hat unter anderem die Aufgabe, Aminosäuren zum Aufbau körpereigener Eiweiß-

stoffe zu liefern. Der Bedarf an den einzelnen Aminosäuren ist je nach Lebenslage und körperlicher Belastung verschieden, wobei in Wachstumsphasen und bei starker körperlicher Belastung der höchste Bedarf besteht. Proteine, sprich Aminosäuren, sind deshalb für das Krafttraining so wichtig, da ein ständiger Auf- bzw. Abbau durch eine geregelte und vor allem ausreichende Zufuhr an Eiweiß gewährleistet werden muss.
1g Eiweiß enthält 4,1kcal. Bei hohem Proteinkonsum steigt der energetische Verdauungsverlust durch die proteinabhängige thermogenetische Wirkung (Thermogenese = Steigerung der Körpertemperatur) erheblich an. Die erhöhte Thermogenese nach einer Mahlzeit liegt z.B. bei Fett bei etwa 4%, bei Kohlenhydraten bei 7% und bei einer überwiegend eiweißhaltigen Mahlzeit bei 25-30%. Das bedeutet, dass der Organismus durch eine erhöhte Proteinaufnahme, durch Thermogenese, mehr Kalorien verbraucht als durch die identische Aufnahme, in Kalorien berechnet, an Fett oder an Kohlenhydraten. Es sollte jedoch beachtet werden, dass dies nicht für einen utopisch erhöhten Kalorienverbrauch sorgt und sich vermutlich nicht einmal durch einen dreistelligen Kilokalorien Verbrauch wieder spiegelt.

Wir halten also fest, dass Proteine essenziell für den Muskelaufbau sind.
Bei Ausdauereinheiten oder kalorienarmen Perioden, werden unsere Muskeln durch zugeführtes Protein vor dem Abbau geschützt, da der Körper so nicht das körpereigene Muskelprotein verbrennt.
Für jemanden der Fitness oder Krafttraining betreibt, sollte die Proteinzufuhr deutlich höher, als bei einem sportlich nicht aktiven Menschen liegen. Hierbei sollte eine Proteinzufuhr von ca. 2g pro Kilo Körpergewicht angestrebt werden. Meine höchste persönliche Proteinzufuhr lag bei circa 3g pro Kilo Körpergewicht, einen positiven Effekt zu 2g pro Kilo Körpergewicht habe ich nicht feststellen können. Alles was in hohem Maße darüber hinaus geht ist überflüssig. Eine höhere Proteinzufuhr bedeutet nicht automatisch einen verstärkten Muskelaufbau. Es werden nur wenige Gramm am Tag zum direkten Muskelaufbau vom Körper verwendet, teilweise wird das Protein auch anderweitig vom Organismus verwendet oder durch den Metabolismus, also Stoffwechsel, schlichtweg verbrannt. Proteine können vom Körper auch genauso zu Zucker also Glucose, umgewandelt werden, was

auch in Fettpolstern resultieren kann. Umso mehr Proteine man konsumiert, die keine notwendige Funktion für den Körper mehr darstellen, umso mehr Proteine werden vom Stoffwechsel verbrannt und als Energie herangezogen, was eigentlich primär die Funktion der Kohlenhydrate ist. Eine starke Proteinmast ist also absolut nicht zielführend und sinnvoll.

Oft wird argumentiert, ein hoher Eiweißkonsum würde die Niere stark belasten und die Harnkonzentration im Urin stark erhöhen, dies ist bis zu einem gewissen Punkt richtig. Diesen negativen Effekten kann man aber einfach und effizient mit einem hohen und empfehlenswerten Flüssigkeitskonsum entgegenwirken.

Proteinwertigkeit

In letzter Zeit kommt immer wieder die Frage auf, wie hoch denn die Proteinwertigkeit eines bestimmten Lebensmittels sei. Die Proteinwertigkeit spiegelt die Struktur des Aminosäurenprofils des entsprechenden Proteins wieder. Umso ähnlicher das Protein der Struktur des menschlichen Aminosäurenprofils ist, umso höher ist die so genannte Wertigkeit.
Die Wertigkeit lässt sich erhöhen, indem man verschiedene Lebensmittel, dessen Aminosäurenprofile sich ergänzen, kombiniert. Zum Beispiel Bohnen und Mais (Wertigkeit von 101), sowie Bohnen und Reis.

Proteinwertigkeit einzelner Lebensmittel:

Soja	84
Roggen	76
Bohnen	72
Reis	70
Kartoffeln	70
Weizen	25

Man sollte jedoch beachten, dass die Proteinwertigkeit nur eine untergeordnete Rolle spielt. Die Proteinwertigkeit spiegelt weder Verträglichkeit noch Verdaulichkeit wieder, zumal die einzelnen Proteine bei der Verdauung ohnehin in einzelne Aminosäuren zertrennt werden. Somit sind im Endeffekt ohnehin verschiedenste

Aminosäuren im Blutkreislauf enthalten. Der „Wunschgedanke“, dass sich bei einer maximalen Wertigkeit, aufgrund des gleichen Profils, alle Proteine im Muskel ablagern, ist reines Wunschdenken. Die Proteine werden im Körper in Aminosäuren gespalten und auch für verschiedenste Zwecke verwendet. Nur wenige Proteine, die man über den Tag zu sich nimmt, landen tatsächlich in der Muskulatur.
Solange man ausreichend Proteine konsumiert ist eine Beachtung der Proteinwertigkeit also absolut nicht notwendig. Viel eher sollte beachtet welche, welche Lebensmittel man selbst gut verträgt und verdaut.

3.5. Fette

Fette haben im Organismus viele nützliche Funktionen. Als Strukturelemente sind sie am Aufbau der Zellmembranen beteiligt. Das Unterhautfettgewebe ist ein schützendes Polster und isoliert den Organismus nach außen gegen Kälte, Wärme und Schaden. Als Depotfett bietet es eine konzentrierte Energiequelle, das mehr als doppelt so viel Energie wie Kohlenhydrate oder Eiweiß liefert. Fettsäuren haben ebenso eine wichtige Rolle bei einer gesunden Ernährung und für die Reduktion von eigenem Körperfett. Der Körper verbrennt weniger körpereigenes Fett, wenn von außen zu wenig zugeführt wird, er versucht dann zusätzliches Fett zu speichern. Bei einer ausreichenden und vor allem qualitativ hochwertigen Fettzufuhr baut der Körper effizient und langfristig körpereigene Fettpolster ab. Hochwertige Fettsäuren bestehen vor allem aus ungesättigten Fettsäuren, welche praktisch in jedem pflanzlichen, fetthaltigen Nahrungsmittel enthalten sind.
Eine weitere wichtige Aufgabe der Fette ist ihre Funktion als Träger fettlöslicher Vitamine (Vitamine A, D, E, K). Ungesättigte sowie mehrfach ungesättigte Fettsäuren sind ebenso an verschiedenen hormonellen Stoffwechselvorgängen beteiligt und dienen so zur Gesunderhaltung und einem geregelten Stoffwechselablauf des Körpers.
1g Fett liefert dem Körper 9,3kcal, im Vergleich dazu, 1g Protein oder Kohlenhydrate liefern nur 4,1kcal. Ich empfehle immer einen ungefähren Konsum von 1g Fett pro kg Körpergewicht als Richtwert. Menschen die empfindlich auf Kohlenhydrate reagieren, also schnell zu Wasser oder Fetteinlagerungen tendieren, können

natürlich weniger Kohlenhydrate, zugunsten von Fett, konsumieren.
Fette sollten, trotz hoher Kaloriendichte nicht gemieden werden. Sie sind ein wichtiger Bestandteil einer jeden gesunden Ernährung und sind nicht nur dazu in der Lage fettlösliche Vitamine zu lösen, sondern können auch bei der Körperfettreduktion helfen.
Eine ungewollte Fettspeicherung trifft viel eher dann auf, wenn hohe Mengen an Fett gemeinsam mit vielen Kohlenhydraten verzehrt werden. Zum Beispiel große Mengen an Kohlenhydraten in Form von Zucker, mit fettiger Margarine, in Form von Kuchen oder eine Pizza mit Weißmehl und großen Mengen an Olivenöl. Die vielen Kohlenhydrate sorgen somit für einen starken Insulinausstoß. Die Kombination führt zum Öffnen der Schleusen zum Fettgewebe und somit zu einer Fetteinlagerung der zugeführten Nahrung. Man denke an die zweite Eigenschaft von Insulin zurück, die Speicherung von Fett, Kohlenhydraten und Proteinen als Fettgewebe.
Der Merksatz sollte also lauten: **„Nicht viel Fett macht fett, sondern in Kombination mit vielen Kohlenhydraten.“**
Die Fettzufuhr sollte also auch in einer Diät konstant gehalten werden, da die Fette eine wichtige Rolle in der Gesunderhaltung des Körpers spielen. Es sollte darauf geachtet werden, den Verzehr von Fett und Kohlenhydraten zu trennen, ich empfehle hier einen Zeitraum von ein paar Stunden. Natürlich sind ein paar Fette in einer kohlenhydratreichen Mahlzeit trotzdem erlaubt und umgekehrt. Dies sollte jedoch in Maßen geschehen.

3.6. Wasser

Wasser ist mit Abstand das beste Getränk auf der Erde. Es ist nicht nur kalorienfrei, wohlschmeckend und sättigend, sondern regt zusätzlich auch noch den Stoffwechsel an. Ein ausreichender und gesunder Wasserkonsum sorgt nicht nur für eine gute Mineralstoffversorgung im Körper, sondern entlastet auch die Nieren und sorgt für einen gesunden Wasserhaushalt. Zusätzlich sorgt eine ausreichende Wasserversorgung auch dafür, dass im Blutkreislauf vorhandene Aminosäuren und Makronährstoffe schneller in die benötigten Zellen geführt werden.
Es bietet also nur Vorteile viel Wasser über den Tag zu trinken,

vor allem für Sportler, die einen höheren Wasserverbrauch durch körperliche Tätigkeiten vorweisen.
Als Richtlinie empfehle ich jedem Sportler einen Wasserkonsum von ca. einem Liter pro 20kg Körpergewicht.

3.7. Nahrungsmittelpool

Als Nahrungsmittelpool bezeichnet man eine Auswahl von Lebensmitteln welche, zum Beispiel in einer sportgerechten Ernährung, verzehrt werden und auf welche man stets zurückgreift. Der aufgeführte Lebensmittelpool ist eine Empfehlung für jeden Veganer. Diese Lebensmittel können selbstverständlich speziell zubereitet werden und müssen nicht trocken und pur verzehrt werden. Man sollte jedoch bedenken, dass ein hinzufügen von zu fettigen oder zuckerhaltigen Soßen schnell die Kalorien in die Höhe schießen lässt und schnell dazu führen kann, dass man Fett ansetzt. Gegen Gewürze und Verfeinerung der Speisen ist jedoch nichts einzuwenden. In einer fett- und proteinhaltigen Mahlzeit können natürlich auch etwas fettigere Soßen, und bei einer kohlenhydratreichen Mahlzeit, zuckerhaltige Soßen gewählt werden. Die Kalorienmenge sollte man jedoch nicht aus den Augen verlieren.

Zunächst führe ich Lebensmittel mit ihren primären Nährstoffen auf. Gemüse ist hier nicht aufgeführt, da Gemüse eine sehr geringe Nährstoffdichte hat, also sehr Kalorienarm ist. Gemüse kann zu jeder Mahlzeit verwendet werden. Dies ist empfehlenswert, da ein Verzehr von Gemüse den Stoffwechsel ankurbelt, schmackhaft ist und wichtige Vitamine und Spurenelemente enthält.

Proteinhaltige Lebensmittel:
Nussmehl, entölt
Tofu (enthält auch gewisse Mengen an Fett)
Tempeh
Soja
Linsen (enthält auch viele Kohlenhydrate)
Bohnen (enthält auch viele Kohlenhydrate)
Seitan
Erbsen (enthält auch viele Kohlenhydrate)
Nüsse (enthalten hohe Mengen Fett)

Leinsamen (enthalten auch hohe Mengen an Fett)
Süßlupinenmehl (enthält auch hohe Mengen an Kohlenhydraten)
Kerne aller Art, wie Kürbiskerne und Sojakerne (enthalten oft auch hohe Mengen an Fett)

Kohlenhydrathaltige Lebensmittel:
Reis (enthalten auch etwas Protein)
Nudeln
Haferflocken (enthalten auch etwas Protein)
Sojajoghurt
Mais
Brot
Bohnen (enthält auch viel Protein)
Linsen (enthält auch viel Protein)
Erbsen (enthält auch viel Protein)
Kartoffeln
fast alle Obstsorten
Süßlupinenmehl (enthält auch hohe Mengen an Protein)

Fetthaltige Lebensmittel:
Nüsse (vor allem Walnüsse, Erdnüsse, Mandeln und Pistazien, enthalten auch Protein)
Olivenöl
Leinöl
Distelöl
Avocado
Kokosnuss
Leinsamen (auch proteinreich)
Kerne aller Art, wie Kürbis und Sojakerne (auch proteinreich)
Erdnüsse (auch proteinreich)

Vor allem an diesen Lebensmitteln sollte man sich bedienen, da diese nicht nur gesund, sondern größtenteils auch unverarbeitet und natürlich sind. Selbstverständlich gibt es vielerlei weitere gute, gesunde und sportgerechte Nahrungsmittel, welche aber unmöglich alle aufzählbar sind. Man sollte sich immer überlegen, ob die Nährstoffe, die in dem Gericht enthalten sind, auch diejenigen sind, die man zuführen möchte. Zusätzlich sollte man darauf achten, ob das Gericht naturbelassen und möglichst frei von chemischen Bindemitteln oder Konservierungsstoffen ist.

Doch wie teilt man die Lebensmittel und die Kohlenhydrate, Fette und Proteine über den Tag auf?
Nach dem Training und nach dem Aufstehen sollte eine Kohlenhydratversorgung gewährleistet werden, um die leeren Glykogenspeicher aufzufüllen und die Regeneration der Muskeln und des Körpers zu unterstützen.
Die Proteinmengen sollten gleichmäßig über den Tag verteilt werden, da so der Stoffwechsel angeregt wird und unsere Muskulatur immer ausreichend versorgt wird.
Eine 3-5 stündige Mahlzeitenfrequenz ist ideal, um den Stoffwechsel anzuregen und den Körper dauerhaft zu versorgen.
Wir sollten keine großen Mengen an Kohlenhydraten mit großen Mengen an Fett mischen, um eine übermäßige Fetteinlagerung zu verhindern.
Bei körperlicher Belastung wird Glucose, also Kohlenhydrate, verbraucht, um die gewünschten körperlichen Leistungen zu vollbringen. Es empfiehlt sich, auch vor dem Training Kohlenhydrate zuführen. Man sollte es mit den Kohlenhydraten jedoch nicht übertreiben, um Völlegefühl und Trägheit im Training zu vermeiden.
Es ist empfehlenswert zu jeder Mahlzeit etwas Protein zu essen, also einen der proteinhaltigen Lebensmittel zu jeder Mahlzeit zu wählen. Zum Frühstück, vor und nach dem Training sollte man die Proteine mit Kohlenhydraten kombinieren.
Bei Hülsenfrüchten, wie zum Beispiel Linsen, Bohnen und Erbsen, würde sich eine Mischung der Hülsenfrüchte oder eine bestimmte Hülsenfrucht als Eintopf anbieten, da sie alle wichtigen Stoffe für die entsprechende Mahlzeit liefern (Kohlenhydrate und Proteine). Zum Frühstück würden sich zum Beispiel Haferflocken mit Obst und Sojamilch oder Sojajogurt anbieten.
Alle anderen Mahlzeiten die sich nicht vor oder nach dem Training befinden sollten fett- und proteinreich sein, um eine Muskelversorgung zu gewährleisten und den Körper mit wichtigen Fettsäuren zu versorgen. Dazu würde sich zum Beispiel Tofu in der Pfanne, angebraten mit Olivenöl und ein paar Nüssen anbieten. Ein Salat mit einer Olivenöl und Essig Soße und Tofustückchen würde sich auch gut eignen. Es gibt endlose Möglichkeiten das Essen gesund, lecker und sportgerecht zuzubereiten.

Beispielpläne:

Frühstück: Haferflocken, Süßlupinenmehl und eine Banane
Mahlzeit 2: Erdnüsse
Mahlzeit vor dem Training: Obstsalat mit unterschiedlichen Früchten
Training
Mahlzeit nach dem Training: Bohnen mit Mais als Chili
Mahlzeit 5: gebratener Tofu mit unterschiedlichem Gemüse nach Wahl, Leinsamen, Nüsse

Frühstück: Brot mit proteinreichem Seitanaufschnitt/ Eiweißbrot mit Marmelade
Mahlzeit 2: Sojasteaks angebraten mit Paprika/Pepperoni und passierten Tomaten
Mahlzeit vor dem Training: Quinoa serviert mit Gemüse oder Ofenkartoffeln
Training
Mahlzeit nach dem Training: zubereitete Linsen mit Nudeln oder Reis
Mahlzeit 5: Erdnüsse

Wenn man Tagsüber arbeitet, zur Uni oder zur Schule geht kann man sich die Mahlzeiten einfach vorkochen und in einer Tupperdose verpackt überall mitnehmen. Kleine Snacks, wie Obst oder Nüsse sind leicht in der Tasche zu verstauen.

3.8. Kalorienmenge

Um die geeignete Kalorienmenge für sich selbst herauszufinden, sollte man sich aufschreiben, was man beim momentanen Körpergewicht alles isst. Anschließend kann man eine gesündere Lebensmittelauswahl treffen und die Nährstoffe zielgerechter einsetzen (Stichwort **Nährstofftiming**!).
Die individuelle Kalorienmenge kann man zwar mit vielen Rechnern im Internet, anhand der Körpergröße und des Gewichts berechnen, allerdings berücksichtigen diese Rechner nicht den

individuellen Stoffwechsel und Körpertyp der einzelnen Personen. Man sollte sich danach richten, ob man Muskeln auf- oder Fett abbauen möchte und demnach die Kalorienzufuhr erhöhen oder verringern. Dies sollte jedoch in kleinen Schritten geschehen.
Die zugeführte Nahrung sollte sich nicht innerhalb weniger Tage verdoppeln oder halbieren! Dies führt lediglich zu einer Störung des Stoffwechsels und dem Jojo Effekt. Alles was schnell umgesetzt wird, wird bei undisziplinierten Menschen auch sofort wieder verworfen lieber eine konstant geringe Nährstoffreduktion oder Nährstofferhöhung.

Ich werde die verschiedenen Körpertypen aufführen, von denen es allerdings meistens Mischtypen gibt, nur wenige Menschen sind „rein" Ectomorph oder Mesomorph.

Ektomorph

- tendenziell schmale Schultern
- tendenziell schmale Hüften
- tendenziell schmaler Brustkorb
- schlechte Regeneration
- schlechter Muskelaufbau
- wenig Fettansammlung
- schneller Stoffwechsel

Ein ektomorpher Mensch ist im Allgemeinen sehr dünn, sein Körperbau ist schmal und kaum muskulös. Er hat jedoch den Vorteil, auch bei ungesunder und hochkalorischer Ernährung kaum Fett einzulagern. Ektomorphe Menschen haben es insbesondere bei der Muskelzunahme am schwersten, da diese bei ihnen nur schleppend von statten geht. Hat man als Ektomorpher das Ziel Muskelmasse aufzubauen sind oft sehr große Mengen an Nährstoffen erforderlich. Hier bietet es sich vor allem an, auf Fett zurückzugreifen (9,3kcal pro 1g).
Außerdem ist es für ektomorphe Sportler empfehlenswert, oder gar notwendig, große Mengen an Kohlenhydraten öfter über den Tag verteilt zu essen, um so eine konstante Insulinausschüttung zu gewährleisten und den Körper zu einem verstärkten Muskelaufbau zu stimulieren.

Mesomorph

- tendenziell breite Schultern
- tendenziell großer Brustkorb
- optimale Regenrationsfähigkeit
- optimaler Muskelaufbau
- moderate Fettansammlung
- schneller oder moderater Stoffwechsel

Der mesomorphe Mensch hat es beim Muskelaufbau am einfachsten und ist trotzdem in der Lage effizient und relativ einfach Fett zu verbrennen. Mesomorphe Menschen bauen ungewöhnlich schnell Muskelmasse auf, ohne dabei viel Körperfett einzulagern.
Abweichungen in der Ernährung sind für den Mesomorphen oft kein Problem, er benötigt keine andauernde stark hochkalorische Ernährung, um Muskeln aufzubauen und verfettet auch nicht bei einer höheren Kalorienmenge. Trotzdem sollten die Ernährungsgrundlagen für ein erfolgreiches Training und eine erfolgreiche Ruhephase beachtet werden.

Endomorph

- tendenziell breite Schultern
- tendenziell breite Hüfte
- tendenziell großer Brustkorb
- gute Regeneration
- guter Muskelaufbau
- viel Fettansammlung

Endomorphe Menschen haben meist kein Problem mit dem Gewinn von Muskeln, leiden aber auch oft unter einer hohen Fettspeicherung und vermehrten Wassereinlagerungen. Deshalb sollte ein endomorpher Sportler sein Augenmerk vor allem auf eine kohlenhydratreduzierte und strikte Ernährung legen, um dauerhafte Ziele zu erreichen.
Regelmäßige Ausdauereinheiten sind ebenfalls empfehlenswert.

Anhand dieser Körpertypen fällt es einem deutlich leichter die entsprechende Kalorienmenge für sich zu bestimmen. Ich

empfehle für die Bestimmung des eigenen Kalorienbedarfs eine simple, aber effektive Regel: **„Möchte ich Muskeln aufbauen, esse ich etwas mehr als sonst. Möchte ich Körperfett verbrennen esse ich etwas weniger als sonst."**
Der erste Schritt effektiv zu bestimmen wie viel man zu Beginn essen sollte, ist ganz einfach. Man sollte erst einmal feststellen, wie viel man wiegt und wie viel man am Tag isst. Die Nahrungsmittel sollten, wenn sie nicht schon gesund und naturbelassen sind, gegen empfohlene Nahrungsmittel (zumindest zu 90%) ausgetauscht werden. Anschließend sollte man beobachten was sich in den ersten Wochen an körperlicher Veränderung tut, um anschließend den oben stehenden Satz zu befolgen.
Jedoch sollte man immer bedenken: **Never change a running system.** Wenn man die gewünschten Erfolge mit der gegenwärtigen Ernährung erzielt, welche auch immer die Ziele sein sollten, so besteht kein Bedarf etwas zu verändern. Baut man erfolgreich Muskeln auf, muss nicht zwangsläufig die Nahrungszufuhr erhöht werden, es kann sogar kontraproduktiv sein, da man so schneller Fett ansetzen könnte. Ebenso sollte man, wenn man erfolgreich Fett verbrennt, nicht blindlings die Kalorien weiter kürzen. Dies kann dazu führen, dass der Körper in den Energiesparmodus geht und der Stoffwechsel sich verlangsamt. Erst wenn sich die Erfolge einstellen oder nicht zufrieden stellend sind, sollten die Kalorien erhöht oder verringert werden.

3.9. Gerichte

Ich muss mich hier leider entschuldigen, da ich wohl einer der uninteressiertesten und unkreativsten Köche der veganen Welt bin. Meine Mahlzeiten fielen früher extrem spartanisch und erbarmungslos aus. Früher gab es bei mir 3x täglich selbstgemachten Seitan, lediglich mit Basis und Gemüsebrühe, dazu ungesalzenen Reis. Das hat sich zwar zum Glück geändert, Gerichte á la „Vegan for Fit" kann ich hier aber leider trotzdem nicht liefern.
Allerdings habe ich mich doch etwas weiterentwickelt was das Kochen anbetrifft. Ich gebe mal ein paar Anregungen, vielleicht hilft es ja dennoch.
Da die Mahlzeiten zwischen einer Protein/Fett- und einer Protein / Kohlenhydrat-Mahlzeit variieren, empfehle ich, die Protein/Fett

Mahlzeit mit viel Gemüse und die Protein/Kohlenhydrate Mahlzeit immer mit Obst zu kombinieren, da Obst kohlenhydratreich und Gemüse kalorienarm ist und durch die Kombination mit Fett eine sättigende Mahlzeit, ohne Kohlenhydrate, garantiert.
Insgesamt wird somit eine umfangreiche Vitamin- und Mineralienaufnahme gewährleistet.

Als Kohlenhydrat/Protein Mahlzeit eignen sich zum Beispiel hervorragend Bohnen und Linsen. Daraus lassen sich sehr gut Eintöpfe machen, oder man serviert die Linsen mit gewürztem und zubereitetem Reis.
Als Protein/Fett Mahlzeit kann man einfach in einer Bratpfanne, vorher aufgekochte Sojasteaks, dazu scharfe Paprika und Peperoni anbraten. Zum Abschluss kann man passierte Tomaten und etwas Salz und Pfeffer hinzugeben. Dies dauert keine 15 Minuten, schmeckt gut und ist gesund. Wahlweise könnte man auch einfach die Paprika und die passierten Tomaten durch anderes Gemüse, wie Zucchini, Champignons und Brokkoli ersetzen.
Es gibt unendliche Möglichkeiten gesundes und sportgerechtes Essen auch schmackhaft zu gestalten. Selbst so simple, wie oben beschriebene Gerichte, sind sehr schmackhaft und schnell zubereitet. Mit ein bisschen Probierfreude lassen sich garantiert genug, eurem Geschmack entsprechende, Mahlzeiten entdecken.

4. Supplemente

Es gibt endlos viele Supplemente auf dem Markt. Für einen Anfänger, der keinerlei Ahnung von der Thematik hat, kann dies schnell verwirrend sein.

Zunächst einmal sollte man sich klar machen, dass Supplemente **Nahrungsergänzungsmittel** sind. Dies bedeutet, dass sie weder ein gutes Training, noch eine gute Ernährung ersetzen, geschweige denn eine schlechte Ernährung oder ein schlechtes Training kompensieren können. Man sollte sich im klarem sein, dass Supplemente lediglich Stoffe enthalten, die wir durch die Nahrung aufnehmen oder unser Körper selbst produziert.

4.1. Kreatin

Kreatin, welches vor allem in rotem Fleisch enthalten ist, würde ich jedem veganen Kraftsportler, dessen Ziel ein Kraftgewinn oder Muskelaufbau ist, empfehlen.
Kreatin kann die cardiovaskuläre Leistung (Ausdauersport) verbessern und einen positiven Effekt auf das Herz-Kreislaufsystem haben.
Man sollte sich jedoch klar machen, dass auch Kreatin kein Wundermittel und lediglich ein Nahrungsergänzungsmittel ist, welches intramuskuläre Wassereinlagerungen begünstigt und somit einen Kraftanstieg verursacht. Durch die Wassereinlagerungen legen die meisten Benutzer Anfangs ein paar Kilogramm zu, was sich aber nach ein paar Wochen wieder legt. Vor allem als Veganer nimmt man durch die Nahrung fast kein Kreatin auf, daher empfehle ich eine tägliche Dosis von ca. 2-5g Kreatin, abhängig vom Gewicht des Sportlers, am Morgen oder nach dem Training.
Kreatin ist für viele, auch für mich, eines der sinnvollsten Supplemente. Es kann für sehr lange Zeitperioden benutzt werden, man sollte dennoch keine Wunder vom Kreatin erwarten.

4.2. Proteinpulver

Proteinpulver sind in den letzten Jahren bei vielen Sportlern vom Supplement beinahe schon zum Nahrungsmittel geworden. Proteinpulver, abhängig von den Zusätzen und dem Proteintyp, sind isolierte Proteine in Pulverform. Der Vorteil ist, dass die Proteine so schneller verdaut werden können und in Form von Shakes oder im morgendlichen Müsli schnell zubereitet sind.
Proteinpulver empfehle ich als schnelle Proteinversorgung nach dem Training. Somit wird die Proteinbiosynthese angekurbelt und eine optimale Muskelregeneration gewährleistet. Richtwert sollte hier 30-50g Proteinpulver sein, abhängig vom Gewicht des Sportlers.
Proteinpulver können auch an anderen Tageszeiten verwendet werden, um so den Proteinbedarf zu decken. Bei einer sportgerechten und gesunden Ernährung ist dies jedoch überflüssig. Dennoch kann man aus Zeitgründen davon Gebrauch machen.

4.3. Maltodextrin/Dextrose

Maltodextrin und Dextrose sind Kohlenhydrate in Pulverform oder Kristallform, Haushaltszucker bestehen unter anderem aus Dextrose. Es ist ein Nahrungsmittel in Kristallform, welches von der Supplementindustrie angeboten wird. Der Wirkungsbereich dieses „Supplements“ ist derselbe wie bei Kohlenhydraten in vollwertigen Lebensmitteln (siehe „Ernährung“).
Der Vorteil ist, dass die Kohlenhydrate, welche in Wasser gelöst werden, schneller vom Körper resorbiert und aufgenommen werden können und somit schneller in die Muskelzellen oder, bei einem schlechten Timing, in die Fettzellen gelangen. Die optimale Einnahme für Maltodextrin oder Dextrose ist also unmittelbar nach dem Training, im Proteinshake. Hier empfehle ich bei Bedarf, eine Menge von 20-100g, abhängig vom Gewicht und der Kohlenhydratverträglichkeit des Sportlers.

4.4. Aminosäuren (Glutamin, BCAA´s, EAA´s)

Aminosäuren haben vielerlei Funktionen im Körper. Hier beschränken wir uns auf die elementarsten Eigenschaften bezüglich des Muskelaufbaus.

Eine zusätzliche Glutamineinnahme soll, unter anderem, die Regeneration fördern und so die Muskelerholung verbessern. Dies ist zwar durch Studien belegt, ob dadurch ein signifikant erhöhter Muskelaufbau stattfindet, ist dennoch fraglich. Was jedoch außer Frage steht ist der teure Preis.
Schaut man sich das Aminosäurenprofil von Weizenprotein (Seitan, Brot, Nudeln) an, so stellt man fest, dass Weizenprotein sehr Glutaminreich ist. Eine Proteinversorgung anhand der empfohlenen Lebensmittel ist also absolut ausreichend.

BCAA´s, Branched chained Amino Acids (mehrfach verkettete Aminosäuren), sind Initiatoren bei der Muskelsynthese und somit direkt am Muskelaufbau beteiligt.
BCAA´s halte ich für vegane Athleten sinnvoller, als für omnivore, da eine vegane Ernährungsweise weniger BCAA's enthält.

Dennoch ist das Supplement absolut nicht notwendig. Vollwertige Nahrungsmittel bieten alles was der Körper braucht, ebenso eine ausreichende Aminosäurenversorgung, die übrigens als freie Aminosäuren, also nicht in Proteinform verkettet, teilweise auch in Obst und Gemüse zu finden sind.
Dennoch **kann eine zusätzliche Supplementation von Glutamin oder freien Aminosäuren sinnvoll sein, inwiefern dies den optisch relevanten Muskelaufbau verbessert, ist jedoch fraglich.** Generell können diese Supplemente, bei Training auf nüchternem Magen, als Muskelschutz verwendet werden oder nach dem Training im Proteinshake. Der Richtwert sollte ungefähr 10 Gramm sein.

4.5. „Pump“ Supplements

Unter den so genannten „Pump“ Supplements fallen alle Supplemente, welche vor dem Training konsumiert werden, um so ein konzentriertes und erfolgreicheres Training zu absolvieren oder den Muskelpump zu verstärken.
Jegliche Supplements, die unter diese Sparte fallen halte ich für absolut überflüssig und nicht notwendig. In vielen dieser Supplements verbergen sich Amphetamin ähnliche Bindungen und DMAA.
Wie gesund diese Supplements bei wöchentlich mehrmaliger Anwendung sind, ist also fraglich. Ebenso gibt es bei diesen Supplements, ähnlich wie bei Drogen die aus Amphetamin bestehen, einen Rebound Effekt. Nach der Anwendung und Wirkung kann es also zu „Down“ Zuständen kommen, wie zum Beispiel fehlende Motivation und leichte Depression. Ein weiteres Problem ist, dass das pushende Gefühl zu einer leichten Abhängigkeit führen kann.
Bei solchen Supplements kann ein **Gewöhnungseffekt** eintreten. Eine dauerhafte Einnahme bringt dem Sportler nach einer gewissen Zeit, mental, also nicht viel mehr als ein Glas Wasser vor dem Training.

Als kleine **Spielerei** schaden solche Supplemente sicher keinem und können sicherlich auch das eine oder andere mal ein gutes Trainingsgefühl fördern oder bei einem regnerischem Tag für eine erhöhte Trainingsmotivation führen, **benötigen tut man diese Supplemente aber trotzdem nicht.**

4.6. Vitaminpräparate

Vitaminpräparate können sinnvoll sein, wie zum Beispiel bei Krankheiten, die das Immunsystem schwächen oder dafür sorgen, dass man kaum etwas essen kann. Vitaminpräparate können den Körper mit Nährstoffen, Mineralien und Vitaminen versorgen und so eine bessere Genesung ermöglichen. Man sollte sich jedoch immer vor Augen führen, dass diese Präparate synthetisch hergestellt sind und nicht aus der Natur stammen, ihnen fehlen wichtige sekundäre Pflanzenstoffe. Nur über Obst und Gemüse können diese zugeführt werden und dafür sorgen, dass sich die Wirkung der Vitamine vollständig entfalten kann.
Oftmals können Vitamine nur mit Fetten, die in der Nahrung zur Verfügung stehen aufgenommen werden, wie zum Beispiel bei Vitamin E. Eine Aufnahme, allein durch Tabletten, macht somit oftmals keinen Sinn. Es gibt Studien, die bei zusätzlicher Aufnahme von Vitaminpräparaten, zum Beispiel bei Vitamin E, bei Rauchern ein erhöhtes Krebsrisiko verursacht.
Wer sich gesund und ausgewogen ernährt, mehrmals täglich etwas Obst oder Gemüse isst, für den sind Vitaminpräparate absolut überflüssig. Präparate ersetzen keine gesunde Ernährung.

4.7. Doping im Kraftsport

Man braucht sich nichts vorzumachen, Doping ist im Kraftsport sehr verbreitet. In anderen Sportarten ist Doping zwar auch sehr verbreitet, allerdings gibt es keinen Sport bei dem es auch ohne Wettkampfambitionen so sehr verbreitet ist. Vor allem in der Kraftsportwelt sind Steroide und andere rezeptpflichtige Medikamente imstande das optische Erscheinungsbild mithilfe von Training und Ernährung massiv zu verändern.
Ich kenne keinen Sport auf der Welt, indem so viel gelogen wird wie im Kraftsport, seien es Kraftwerte, die „frühere Bodybuildingkarriere“ oder ob man Steroide nimmt.
Auffällig wird dies, wenn man Steroidkonsumenten kennt, die anderen hoch und heilig versprechen sie seien clean. Praktisch 50% der ernsthaft Trainierenden die ich kenne, mit auffällig muskulösem Erscheinungsbild, nehmen Steroide. Das ist kein Scherz.

Es geht mir nicht darum Anwender von solchen Medikamenten schlecht zu reden, das ist jedem seine eigene Entscheidung. Ich will Euch nur warnen, Euch mit jedem anderen im Studio zu vergleichen.
Wenn ihr sehen wollt, was auf natürliche Weise, unter absoluten Top Bedienungen möglich ist, wie hartes Training, gute Ernährung und sehr gute Genetik, dann schaut euch Bodybuilder oder Kraftsportler von vor 1935 an. Im selben Jahr wurde zum ersten mal Testosteron synthetisiert und verwendet. Hört also auf, Euch mit allen möglichen Leuten zu vergleichen. **Die Person, die ihr körperlich und geistig verbessern wollt seid ihr selbst und nicht jemand anders. Versucht ein besseres Selbst zu sein, als im Monat, oder Jahr zuvor.**
Solltet ihr selber die Verlockung spüren, solche Präparate auszuprobieren, kann euch niemand daran hindern, es ist allein eure Entscheidung. Doping ist in der Frauenwelt übrigens auch weit verbreitet, seien es hochpotente Fatburner, Steroide oder Schilddrüsenhormone. Fast alles was man bei den Männern im Kraftsport findet, gibt es auch bei den Frauen.

Die Muskeln oder der schnellere Stoffwechsel (= höherer Kalorienverbrauch → erlaubt höhere Nahrungszufuhr ohne merklich Fett aufzubauen), sind nicht für immer. Diese Vorteile sind nur gegeben solange der Sportler diese Medikamente benutzt. Ein Steroidanwender wird auch nach 10 Jahren Steroidkonsum, nach 5 Jahren nicht mehr viel von seinen übernatürlichen Muskeln haben. Muskeln, die nur durch ein stark verändertes Hormonmilleu (Steroide) entstehen können, bleiben auch nur so lange erhalten, wie dieses Hormonmilleu gegeben ist. Irgendwann muss jeder Sportler aufhören zu Dopen, schon alleine der Gesundheit zu liebe. Sei es nach 10, oder nach 30 Jahren. Setzt Euch also nicht unbedacht solchen Gefahren aus, vor allem ohne längerfristigen Nutzen.

Ich habe übrigens großen Respekt vor jedem Sportler der großes erreicht hat, obwohl der gesamte kommerzielle Sport quasi voll von rezeptpflichtigen Substanzen ist. Wer mir nicht glaubt, sollte sich fragen, warum die Bodybuilder immer größer, die Fußballer immer unermüdlicher und die Sprinter immer schneller werden. Trainingsmethoden gab es schon vor 100 Jahren, und die sportlich,

genetische Information der Menschen wird nicht besser über die Jahrzehnte, im Gegenteil. Man muss sich nur die Olympiaden von vor 1935 anschauen und dies mit heute vergleichen. Der Vergleich ist schockierend. Die ungedopten Sportler sind überhaupt nicht in der Lage hoch aufzusteigen, da es ein immenses Angebot an gedopten Sportlern gibt. Ein gedopter Sportler mit annährend so viel Disziplin wie ein ungedopter, egal wie genetisch begünstigt er ist, wird immer haushoch gewinnen.
Man sollte allerdings nicht alle gedopten Sportler, also quasi alle Olympiade oder Bodybuildingcontest Teilnehmer, verurteilen, denn sie sind lediglich das Resultat unserer Gesellschaft. Wir, die Zuschauer, wollen immer mehr Rekorde sehen, höhere Weitsprünge, schnellere Schwimmer und stärkere Gewichtheber, ohne uns zu Fragen, was dies konkret für den Sport bedeutet. Kein Mensch würde sich die Olympiade anschauen, wenn nur alle 50 Jahre oder nie ein Rekord gebrochen werden würde.
Leute nehmen Beruhigungsmittel für jede Kleinigkeit. In der Schule geben Eltern den Kindern Beruhigungstabletten um die Klausur besser zu schreiben, Aspirin um weiter vor dem Computer sitzen zu können und zu arbeiten. Studenten nehmen Ritalin, um erfolgreicher zu lernen.
Sie kennen sicherlich genügend Leute die auch alle möglichen Mittelchen nehmen, um besser durch den Alltag zu kommen. Aber Doping im Sport ist plötzlich tabu? Es ist exakt dasselbe, die Aspirin ist das Steroid des Alltags, Testosteron das Steroid des Sports. Bevor wir also Doping verteufeln, sollten wir uns Fragen, ob wir uns nicht tagtäglich selber dopen.

Ich selber nehme weder Steroide noch irgendwelches anderes „Alltagsdoping“, ich möchte Dinge aus eigener Kraft erreichen. Aber was noch viel wichtiger ist, ich möchte mir keine Kraft ausleihen, die ich früher oder später zurückzahlen muss, sei es Muskelverlust, starke Müdigkeitserscheinungen und Antriebslosigkeit durch Wachmacher, oder starke Schlafstörungen durch einen regelmäßigen Konsum von Schlaftabletten. Ich will von nichts abhängig sein, ich bin ein unabhängiger und freier Mensch. Ich bin Ich selbst, und das kann Ich immer sein, egal ob mein Arzneischrank leer ist oder nicht.
Ich verurteile niemanden der es nicht so macht, diese Entscheidung habe ich aber für mich persönlich getroffen und sehe sie auch als die einzig Richtige.

5. Mentale Kraft

5.1. Mein persönlicher Weg zum Veganismus und zum Kraftsport

Als Kind hatte ich immer mit meinem Körper zu kämpfen, ich war dicklich und kräftig, wollte aber stets athletisch aussehen.
Schon als Kind habe ich mich für Tiere interessiert und fühlte mich ihnen sehr verbunden.
Mit einem sehr guten Freund hatte ich damals beschlossen kein Fast Food mehr, für das Wohl der Tiere, zu essen.
Wie Kinder so sind, waren unsere Gedanken nach einigen Wochen schnell wo anders. Dennoch wollte ich den Vegetarismus erstmals mit ungefähr 10 Jahren konsequent durchziehen. Ich wies meinen Vater darauf hin, dass ich jetzt vegetarisch leben wollte. Seine Reaktion war aggressiv, er sagte mir Vegetarier seien alle unterernährt und schwach. Ich ließ mich damals von seiner Reaktion einschüchtern und überzeugen.
Im Alter von 14 Jahren begann ich sehr schnell abzunehmen, ich aß immer eintöniger und immer weniger. Anfangs verlor ich sehr schnell an Gewicht, was mich zusätzlich motivierte. Als ich 15 Jahre alt war, wurde es immer extremer. Ich verlor immer weiter an Gewicht und zwang mich regelrecht nichts zu essen. Meine tägliche Kalorienaufnahme lag in der schlimmsten Zeit bei ungefähr 50-300kcal täglich. 300kcal waren „Ausrutscher". Tage wo ich mich gehen ließ gab es, trotz extrem schmerzhaften Hungergefühls kaum. Langsam fing auch mein Umfeld an sich sorgen zu machen, Ich wurde ständig auf mein Gewicht angesprochen. Die anfänglichen Bestärkungen schwenkten um in Sorge und Bedenken.
Schlussendlich landete ich bei 45kg auf ungefähr 172cm. Ich war vollkommen abgemagert und im Tiefpunkt der Magersucht. Ich wusste, wenn das Gewicht noch deutlich stärker fallen würde, würde der Tod nicht lange auf sich warten lassen. Ich hatte mich damit abgefunden und hatte keine Angst. Hätte man mich damals gefragt, was mir lieber wäre, 3kg zuzunehmen oder zu sterben, hätte ich wohl den Tod gewählt, aus dem einfachen Grund, da die letzten Kilos extreme Arbeit erforderten. So einen Kämpf hätte ich nicht noch einmal auf mich nehmen wollen, lieber sah ich dem Tod ins Angesicht.

In dieser Zeit fing ich wieder an mich mit Vegetarismus und Veganismus zu beschäftigen, einer Idee, mit der ich schon immer eng verbunden war. Ich begann mich ebenso intensiv mit allgemeiner und veganer Ernährung zu beschäftigen. Beinahe von einem Tag auf den anderen, beschloss ich, nicht mehr Magersüchtig zu sein und als Veganer zu leben. Es klingt absurd, aber es hat sich tatsächlich so abgespielt. Durch den Blick in den Tod, wurde ich von jeglichen äußeren Einflüssen, Meinungen und gesellschaftlichen Zwängen befreit. Ich fing an, die wirklich wichtigen Dinge im Leben zu erkennen, frei von jeglichem äußeren, gesellschaftlichen oder persönlichem Druck.

Die Magersucht ließ ich hinter mir und ich fing an mich vegan zu ernähren.
Ich nahm konstant zu, bis ich wieder auf 58kg kam. Ein niedriges Gewicht, dennoch nicht gefährlich.
Nach einem Jahr meldete ich mich im Fitness-Studio an und rasierte mir die Haare komplett ab.
Seit meiner ersten Trainingseinheit, vor beinahe 3 Jahren, setzte ich nicht ein einziges mal das Training aus Faulheit oder Gemütlichkeit aus. Die einzigen Gründe nicht zu trainieren, waren Krankheitsausfälle, welche selten vorkamen und Urlaube ohne Möglichkeiten auf ein Gewichtstraining.
Ich begann mich sofort in allen möglichen Bereichen des Kraftsports und der Ernährung einzulesen, ich saugte alles auf, was sich auch nur als halbwegs interessant erwies.
Allein in einer Zeitspanne von 7 Monaten war es mir, anhand meines angeeigneten Wissens über Training und Ernährung und neuer Erfahrung, möglich ca. 10kg aufzubauen. Mein Körperfett blieb dabei stets verhältnismäßig niedrig.
Ich war, schon nach so kurzer Zeit, kaum wieder zu erkennen. Auch in den folgenden Monaten und Jahren war es mir möglich mehr Muskeln, Kraft und auch Ausdauer aufzubauen. Mittlerweile betreibe ich ergänzend zum Krafttraining auch Kampfsport.

Es gibt keine Grenzen. Sobald man sich selbst ein Ziel setzt, kann man es auch schaffen. Die einzige Person auf die ich in all der schweren Zeit gehört habe, war ich selbst. Jeder kann sein gesamtes Leben verändern, nicht nur im Sport, es bedarf nur den eigenen Willen und uneingeschränkte Ehrlichkeit zu sich selbst. Eure größten Gegner seid ihr selbst. Lasst euren Geist nicht vom

Gift des Selbstmitleids und dem heimlichen Belügen eurer selbst beeinflussen.

5.2. Kraftsport als Lehre und Mentale Kraft

Uns kann konsequenter, anstrengender und motivierender Sport mehr lehren, als wir auf den ersten Blick erkennen. Wer konsequent und mit Biss Sport treibt wird immer wieder an seine Grenzen stoßen, seien es psychische oder physische Grenzen. Man wird lernen disziplinierter zu sein. Diese Disziplin lässt sich auf jeden anderen Umstand im Leben übertragen und anwenden.
Mentale Kraft und Willenskraft sind eines der wichtigsten Dinge in unserem Leben.
Der Körper ist das Instrument unseres Willens und der Wille ein Instrument unseres Körpers. Der Körper und der Geist sind Antagonisten. Wenn unsere körperlichen Triebe stark sind, wird das rationale Denken gedämpft. So kann man in einer lebensbedrohlichen Situation, sei es nun starker Hunger oder ein Überlebenskampf, nicht klar denken, geschweige denn rationale, gedankliche Zusammenhänge ergründen. Ebenso kann ein starker Geist, der Drang nach Wissen oder der Ehrgeiz, den Körper kontrollieren. So kann ein Wettkampfbodybuilder in einer Wettkampfdiät seinen Hunger durch schiere Willenskraft bändigen, oder ein tibetanischer Mönch durch Willen alle Ängste und Schmerzen verschwinden lassen.
Dies kann und sollte sich jeder zu nutze machen. Der erste Schritt ist es, nicht nur seinen Körper, sondern auch seinen Geist zu ernähren und zu trainieren. Ergründet eure eigene Person, wer ihr seid und beschäftigt euch mit Dingen die euch interessieren, sei es Spiritualismus, wissenschaftliche Paradigmen, Philosophie oder ein schlichtes Hobby das Eure geistigen Fähigkeiten fordert. Im Training tut Ihr das gleiche mit eurem Körper, nur so könnt ihr eine Balance zwischen Körper und Geist finden.
Nur mit einer absoluten Akzeptanz und einem Wissen über sich selbst kann man vollkommen ehrlich zu sich sein und ein vollkommenes Selbstvertrauen haben. Das Ziel sollte immer sein, sich selbst kennen zu lernen, zu erfahren wer man ist, was man denkt, woran man glaubt und was einem im Leben wichtig ist. Dafür sind Erfahrungen nötig, geistige, sowie körperliche. Nur durch die Erfahrungen, und noch wichtiger, die Schlüsse und

Weisheiten die wir aus diesen Erfahrungen ziehen, lernen wir im Leben zu verstehen wer wir selbst sind und wie wir in extremen Situationen handeln.

Die Mentale Kraft ist nicht nur im Leben, sondern auch im Training ein enorm wichtiges Werkzeug. Nur ein starker Wille kann Euch dazu bringen die letzten Wiederholungen eines schweren Trainings zu absolvieren und über die Schmerzgrenze hinauszugehen. Dies betrifft auch andere Bereiche des Lebens; in schwersten Zeiten zeigt sich wer wirklich zu seinen Zielen steht und diese durchsetzt. **Champions finden Wege, Verlierer finden Ausreden.**
Unsere Ziele liegen alleine in unseren Händen, in unserem Willen und unserer mentalen Kraft.
Nur durch absolute Ehrlichkeit und Selbstreflektion kann man mentale Stärke und einem starken Willen erlangen.
Selbst wenn Wille und mentale Kraft nicht immer der alleinige, für den Erfolg verantwortliche Faktor ist, ist ein Fehlen der mentalen Kraft dennoch **immer** der limitierende, für die Niederlage verantwortliche Faktor.

Und zu guter letzt:
Don´t overanalyze it. Lasst Euch nicht von Kleinigkeiten aufhalten, sondern behaltet stets das Wesentliche im Auge.
Die größten Erfolge werden in der Praxis und nicht in der Theorie erschaffen. Die Taten sind den Worten immer voraus.

5.3. Als Veganer ein Vorbild sein

Bei wichtigen Dingen wie Klimaschutz, Ernährung und Leid anderer Lebewesen sollte man, obwohl es schwer fällt, immer einen kühlen Kopf bewahren.
Man sollte immer dann mit Menschen diskutieren und sie überzeugen, wenn sie am zugänglichsten sind. Es ist niemandem geholfen, wenn man mit dem Finger auf einen Menschen, mit Döner in der Hand, zeigt, den es offensichtlich nicht interessiert. Wie oft erlebt man, dass sich beide Fronten, der vegetarische Missionar und der Fleisch essende Missionar gegen den Kopf knallen. Mit solchen Menschen zu diskutieren ist überflüssig, es raubt nur Zeit und Nerven.
Seid ein gutes Vorbild für andere, ernährt euch vegan, gesund, treibt viel Sport und strahlt Selbstvertrauen und Selbstsicherheit aus. Ich werde euch garantieren, die Leute werden auf Euch zukommen und nicht umgekehrt. Menschen finden am ehesten und besten Zugang zum Veganismus, indem ihnen vorgelebt wird, wie gesund es ist und dass es keinerlei Zwang, sondern eine Freiheit darstellt. Es ist ein viel größerer Zwang, derart künstliche und produzierte Lebensmittel zu essen, nur weil die Gesellschaft es tut.
Ist es nicht Zwang, nur weil andere zu einer fettigen Fast Food Kette gehen, es gleich tun zu müssen? Davon nicht betroffen zu sein ist eine größere Freiheit.
Seid ein positives Vorbild. Empfehlt Leuten sich über einen Zeitraum vegan zu ernähren, anstatt sie als Monster oder Unmenschen zu bezeichnen.
Der Mensch hat oft ein Problem mit seinem Selbstbewusstsein. Wenn er sich angegriffen fühlt zieht er sich meistens zurück und rechtfertigt seine Handlungen. Geht lieber mit positiver Einstellung auf Leute zu und weckt ihr Interesse. Wenn Menschen von sich aus die ersten Schritte im Geist selber gehen, dann lohnt es sich auch eine richtige und sachliche Diskussion zu führen. Nur so wird man andere Menschen auch längerfristig dazu bewegen können, das Richtige zu tun.

6. Schlusswort

Bei all den Richtlinien, die ich aufgezeigt habe, ist es wichtig, nicht zu vergessen, dass dies die Grundsätze der Ernährung und des Trainings sind. Man darf nicht vergessen, dass dies die Basis sind und nicht die einzige Möglichkeit den Weg zu einem gut aussehenden und gesunden Körper zu gehen. Im Kraftsport gibt es keine absolut universelle Lösung, jeder Körper ist unterschiedlich und reagiert anders. Der Grundsatz sollte lauten: „**Trainiere hart, esse natürlich und ausreichend, erhole dich gut**". Wenn dieser Grundsatz gegeben ist, ist es auch nicht weiter schlimm, wenn man sich hier und dort mal etwas gönnt oder ab und zu gezwungen ist mal 6 Stunden nichts zu essen. Dann isst man eben in der Mahlzeit davor oder danach etwas mehr. Auch ein Training kann mal verschoben werden, So lange dies nicht zu oft vorkommt, sind kleine Abweichungen nicht weiter schlimm, wird der Grundsatz eingehalten, macht man alles richtig, der Rest ist größtenteils nur Feinschliff.
Man sollte nicht vergessen, dass das Training, der Sport generell, immer auch Spaß bedeuten sollte. Wenn man krampfhaft alle 10 Minuten auf die Uhr schaut, weil man denkt gleich etwas essen zu müssen und sich nie etwas gönnt, hat man den Sinn verfehlt.
Man sollte jedoch beachten, dass eine schlampige Ernährung, sowie halbherziges und seltenes Training auch zu stark eingeschränkten Ergebnissen führt. Wer sich in einem Bereich gehen lässt muss im anderen Bereich kompensieren.

Jeder sollte stark, gesund und selbstbewusst im Leben sein, auch unabhängig vom Sport.
Training ist etwas für jedermann. Jeder der im Training gelernt hat sich zu verbessern, trotz Erschöpfung weiter zu kämpfen und diszipliniert zu sein, der wird dies auch auf andere Ebenen des Lebens übertragen können. Körperliche Erfahrungen, Anstrengungen, Erfolge und Freuden formen den Geist. **Wer seinen Körper trainiert, der trainiert auch seinen Geist.**
Selbst auferlegte Ziele sind eines der wichtigsten Dinge im Leben, nicht nur sportlich gesehen, sondern auch moralisch und politisch. Ohne Ziele und konkrete Moralvorstellungen existieren wir nur, wir leben nicht.

FSC
www.fsc.org
MIX
Papier aus verantwortungsvollen Quellen
Paper from responsible sources
FSC® C105338

Herstellung und Verlag:
BoD – Books on Demand, Norderstedt
ISBN 978-3-7322-4269-6